KB274019

우리 아이 **뇌**짱, **몸**짱으로 키우기

우리 아이 **뇌짱, 몸짱**으로 키우기

초판 1쇄 인쇄 2007년 8월 6일   초판 1쇄 발행 2007년 8월 10일

지은이 가로세로한의원   펴낸이 김태영

기획편집 1분사_ 분사장 박선영   책임편집 김세희
1팀_양은하 이둘숙 도은주   2팀_오유미 가정실 김세희   3팀_최혜진 한수미 정지연
4팀_이효선 성화현 조지혜   디자인_김정숙 하은혜 차기윤

상무 신화섭 COO 신민식
콘텐츠사업 노진선미 이유정 이화진
홍보마케팅 분사_ 부분사장 정덕식   영업관리 김은실 이재희
마케팅 권대관 송재광 곽철식 박신용 김형준 이귀애 인터넷사업 정은선 왕인정 김미애 전경아
홍보 김현종 임태순 허형식 광고 정소연 김혜선 이세윤
본사_ 본사장 하인숙 경영혁신 김도환 김성자 재무 고은미 봉소아 최준용
제작 이재승 송현주 HR기획 송진혁 양세진

펴낸곳 (주)위즈덤하우스 출판등록 2000년 5월 23일 제13-1071호
주소 서울시 마포구 도화동 22번지 창강빌딩 15층 전화 704-3861 팩스 704-3891
전자우편 yedam1@wisdomhouse.co.kr 홈페이지 www.wisdomhouse.co.kr
출력 으뜸 종이 화인페이퍼 인쇄 프린팅하우스 제본 세원제책사

값 12,000원 ISBN 978-89-91731-20-2 03510

••• 이 도서의 국립중앙도서관 출판시도서목록(CIP)은 e-CIP 홈페이지(http://www.nl.go.kr/cip.php)에서
이용하실 수 있습니다.(CIP제어번호: CIP2007002340)

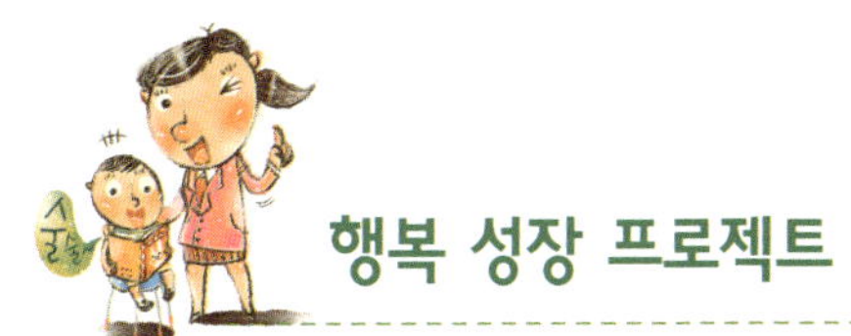

우리 아이
뇌짱, 몸짱으로
키우기

•• 가로세로한의원 지음

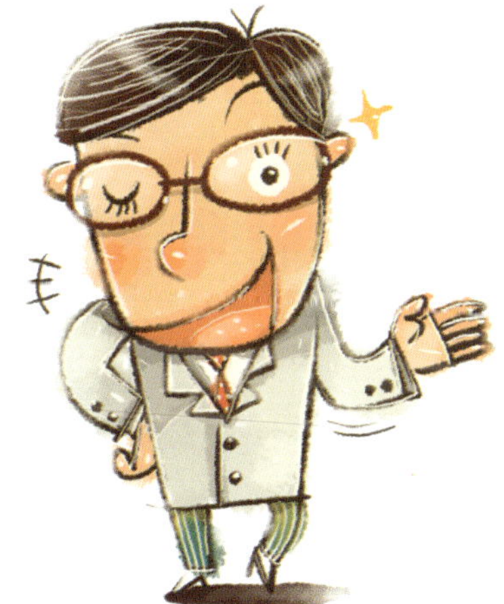

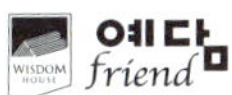

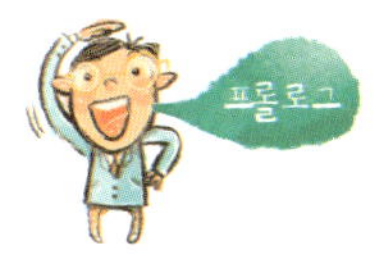

엄마 인생 숙제 1순위
내 아이 킹카로 키우기

"엄마, 나를 왜 이렇게 작게 낳았어?"

키가 작아서 고민인 사춘기 여학생이 느닷없이 엄마에게 원망을 돌립니다. 참 답답할 노릇입니다. 키가 어디 마음대로 되는 일인가요? 게다가 엄마의 키가 작기라도 하면 평생 자식에게 원망을 들으며 살기 십상이지요. '엄마 닮아서 키가 작다'는 하소연은 키 작은 엄마에게는 벗어던질 수 없는 커다란 짐이니까요.

아이를 보란 듯이 잘 키우는 일은 이 세상 모든 부모들에게 주어진 의무입니다. 더구나 요즘 부모들은 그 의무가 더욱 까다로워졌습니다. 건강하고, 공부 잘하는 아이로 키우면 된다고 믿었던 과서와 진혀 디른 시대를 살고 있기 때문이지요.

요즘 아이들은 마냥 천진하던 과거의 아이들과 확실히 다릅니다. 무엇보다 자신의 외모에 관심이 많습니다. 물론, 아이들만 달라진 것은 아닙니다. 세상의 기준도 달라졌습니다. 무작정 공부만 잘하는 아이보다 키 크고, 날씬하고, 예쁜 얼굴을 가진 성격 좋은 아이가 성공할 확률이 높아졌습니다. 조기 성형이 붐을 이루고 있는 것만 봐도 짐작할 수 있습니다.

이목구비가 뚜렷한 얼굴에 키도 크고, 날씬한데다 똑똑하기까지 한 아이. 요즘 세상이 원하는 '멀티 플레이어'라고 할 수 있죠. 내 아이를 그런 킹카로 키울 수만 있다면, 부모가 못할 일이 과연 있을까요?

이 책은 키 큰 아이, 날씬한 아이, 머리 좋은 아이로 키우기 위한 방법을 세 파트로 나누어 소개하였습니다. 요즘 부모들이 간절히 원하는 '킹카 만들기 프로젝트'인 셈이지요. 아이를 킹카로 키우는 일은 생활환경이나 습관, 영양 상태 등 다양한 노력을 통해 얼마든지 가능한 일입니다. 키, 몸매, 심지어 두뇌까지도 부모의 정성과 노력에 따라 달라질 수 있는 시대가 된 것이지요.

세상은 점점 좋아지고, 부모의 역할은 점점 어려워지고 있습니다. 이제 아이의 외모와 두뇌를 결정하는 것은 하늘이 아니라 부모입니다. 아이가 가진 성장 잠재력을 충분히 발휘할 수 있는 환경을 만들어주는 일이야말로 부모들이 해야 할 중요한 숙제입니다.

아이들은 모두 자랍니다. 키가 자라고, 몸이 자라고, 마음이 자라고, 두뇌가 자랍니다. 매일매일 조금씩 자라나는 아이들을 위해 부모가 해야 할 일이 무엇인지 함께 생각하려 합니다.

얼마든지 더 클 수 있는데도, 얼마든지 날씬하고 건강한 몸을 가질 수 있는데도, 얼마든지 더 똑똑해질 수 있는데도 잘못된 생각을 갖고 있거나 정확한 정보가 없어서 실천하지 못하는 부모들. 아이를 멋지게 키우고 싶은 부모들의 다정한 조언자가 되고 싶은 마음으로 이 책을 준비했습니다. 단순히 외모나 두뇌를 바꾸기 위함이 아니라 아이의 몸, 아이의 삶을 보다 건강하게 만들어주는 일의 기초가 되기를 바랍니다.

자녀를 키우느라 매일매일 숨 가쁘게 살고 있는 세상 모든 부모들에게 응원과 격려를 보냅니다. 바로 이것이 이 책을 공동 집필한 저희들의 마음입니다.

2007년 여름, 가로세로한의원 원장 일동

차례

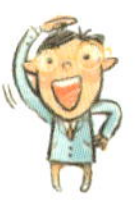

part.1 우리 아이 숨겨진 키를 찾아주세요!

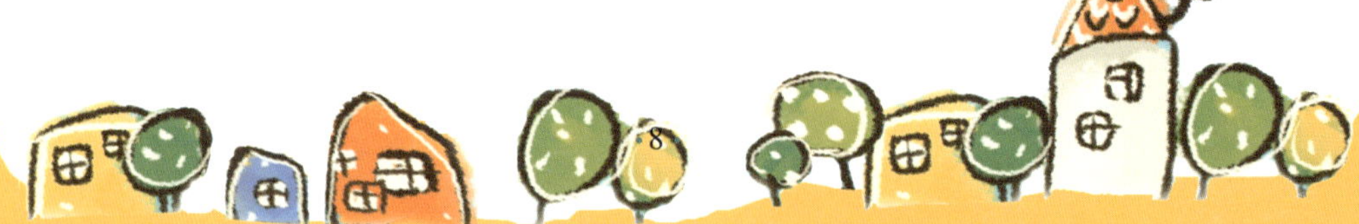

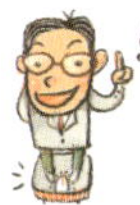

part.2 날씬한 아이를 원하시나요?

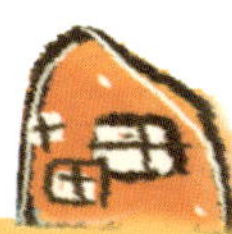
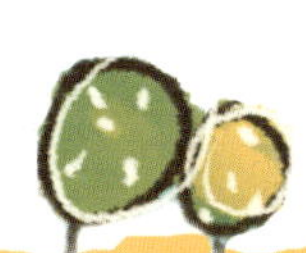
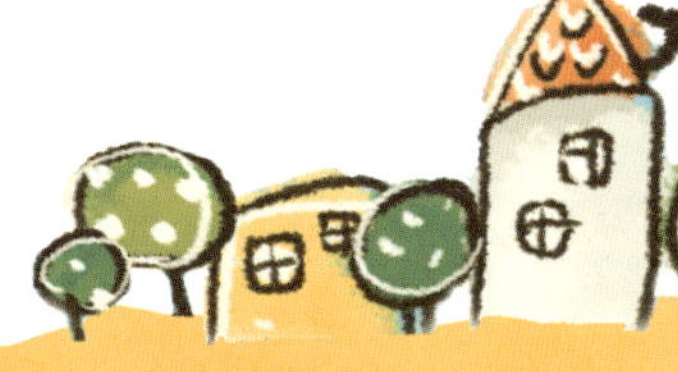

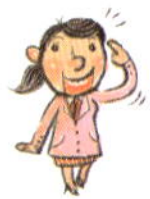

part.3 똑똑한 아이 따로 있는 게 아닙니다

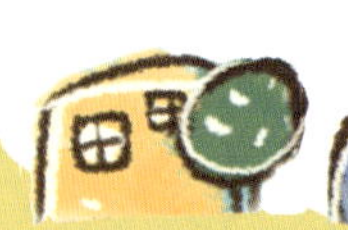
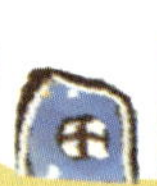
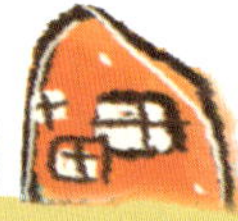
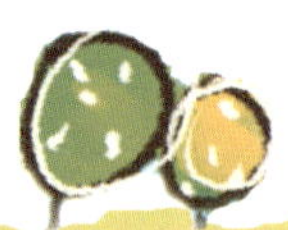
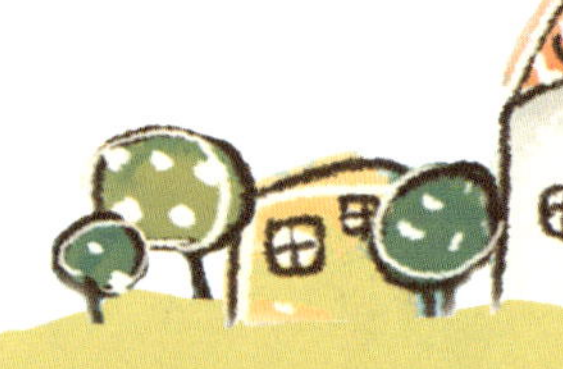

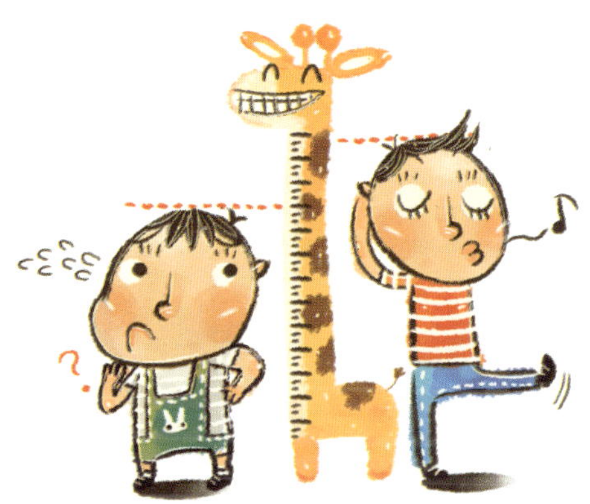

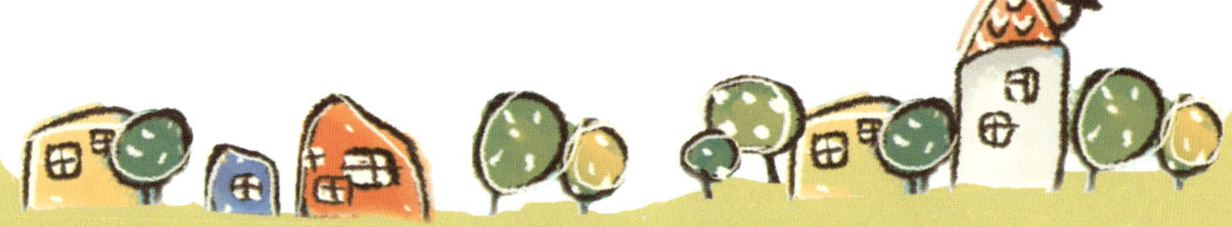

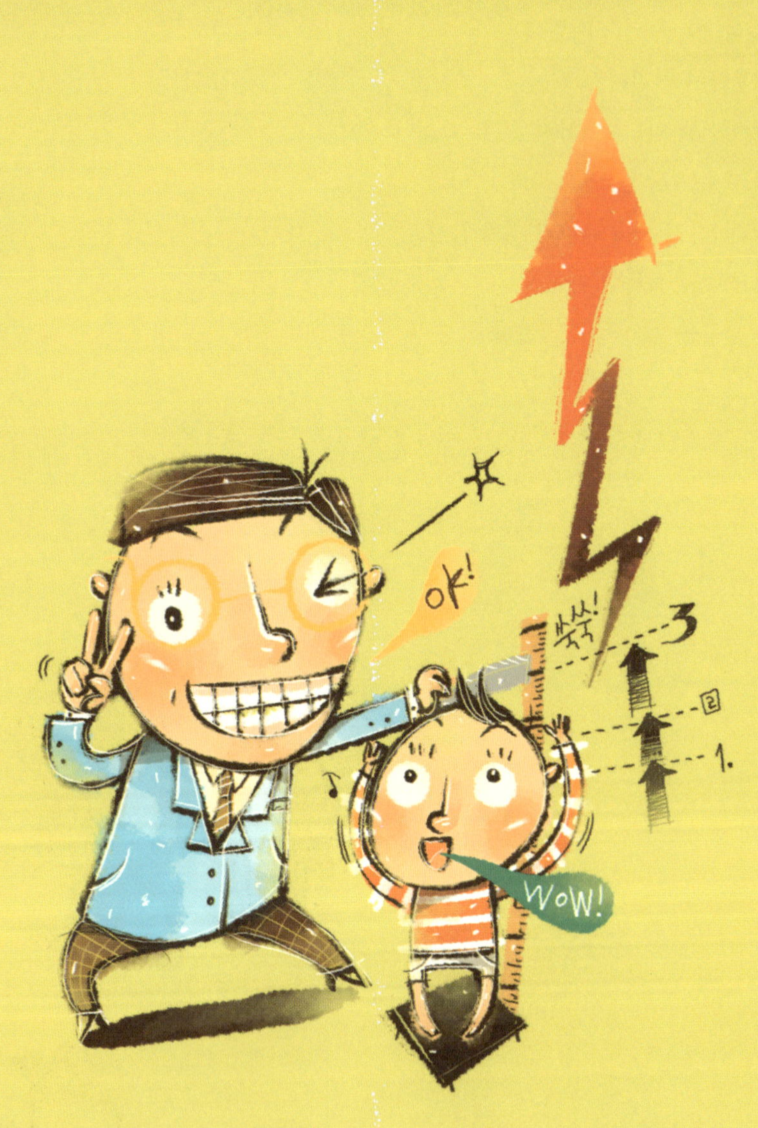

ok!
wow!
3
1.

우리 아이 숨겨진 키를 찾아주세요!

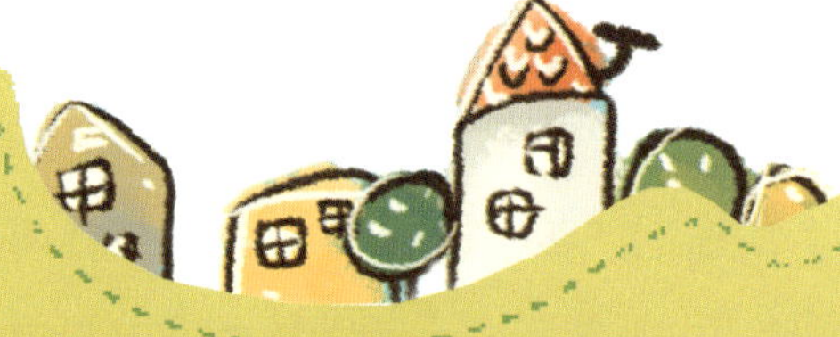

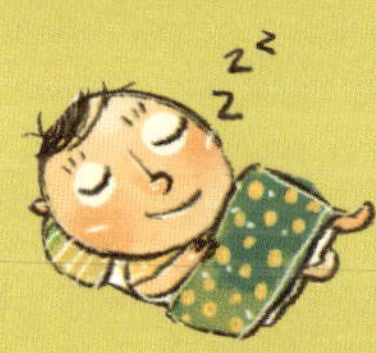

평균적으로 한 해 동안 아이들이 자랄 수 있는 최소한의 성장치는 4cm이다. 그 미만으로 자라고 있다면, 성장 부진일 가능성이 높다. 조기에 발견하고 빨리 개선할수록 효과가 크다.

키 작은 부모에게 용기를,
키 작은 아이에게 희망을

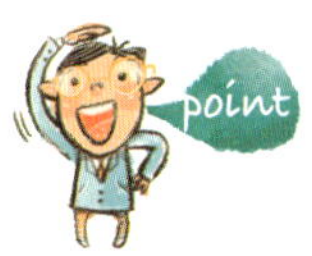

부모의 키가 유전될 확률은 겨우 30%!
나머지 70%는 환경의 영향이지요!

엄마 키가 크다고 아이가 반드시 키다리가 되는 것은 아니다

우리는 "내 키가 5cm만 더 컸어도 이렇게 살지는 않았다"고 말하는 사람들을 종종 보게 된다. 또 초등학교 이후로 키가 자라지 않았다며 억울해 하는 사람도 있다. 겨우 5cm 차이로 인생이 달라진다는 말은 과장이지만, 작은 키 때문에 주눅이 드는 사람들로서는 5cm가 아니라 단 2~3cm의 수치조차 어마어마하게 느껴진다.

어떤 사람은 키와 자존심이 비례한다고 말한다. 키가 큰 사람이 환영받는 시대가 된 것이다. 아무리 눈에 띄는 외모를 가졌다고 해도 키가 작아서 매력이 반감되는 경우는 얼마든지 있다. 키가 작아서 원하는 스타일을 마음껏 뽐내지 못하고, 키가 작아서 하고 싶은 일에 마음껏 도전하지 못하고, 키가 작다는 이유로 면접시험에서 탈락의 쓴잔을 마시기도 한다. 이쯤 되면 '키가 자존심에 영향을 미친다'는 말을 허무맹랑한 소리로 여길 수 없는 노릇이다.

이미 다 자란 어른들이야 키가 좀 작아도 '작은 고추가 맵다'는 말로 위안을 삼으며 남은 인생을 누리면 되지만, 아직 가능성이 충분한 아이들이라면 키 크기 프로젝트에 도전해볼 필요가 있지 않을까?

자, 그렇다면 어떻게 해야 우리 아이를 크게 키울 수 있을까? 특별한 방법이 있기는 한 걸까?

이때 가장 먼저 걱정하게 되는 것은 부모의 키가 아이에게 유전되는지에 관한 문제다. 더구나 작은 키 때문에 2% 부족한 인생을 살았다고 생각하는 부모는 키와 유전의 상관관계에 촉각을 곤두세우지 않을 수 없다.

사실 불과 10여 년 전까지만 해도 키는 타고나는 것이라고 생각했다. 서양인은 크고, 동양인은 작다는 생각도 불변의 법칙이었다. '타고나는 것'이 키를 좌우하는 근본이며 사람의 힘으로는 바꿀 방법이 없다고 여겼다. 하지만 부모 모두 키가 작은 집에서 태어난 아이가 키다리가 되는 경우는 어떻게 해석해야 할까? 동양인의 평균 신장이 서양인을 숨 가쁘게 따라잡고 있는 점은 어떻게 받아들여야 좋을까?

결론부터 말하면, 부모의 키가 아이에게 고스란히 전달되는 것은 아니다. 전문가마다 조금씩 차이가 있지만, 보통 키가 유전에 의해 좌우될 확률은 30% 정도라는 설이 지배적이다. 나머지 70%는 환경에 의해 달라진다고 믿는다. 결국 어떤 환경에서 무엇을 먹고, 어떻게 자라는가 가 핵심이다. 같은 종류의 상어라도 수족관에 넣어서 기르면 1m밖에 못 자라지만, 넓은 바다에 풀어놓으면 수백 미터까지 자란다는 사실만 봐도 알 수 있다.

결국 키 작은 부모들이 키 때문에 자녀에게 원망을 듣게 될 확률은 30%에 불과하다. 나머지 70%의 노력으로 키 작은 엄마, 아빠도 얼마든지 키 큰 자식을 만들 수 있다.

그렇다고 유전보다 환경이 더 중요하다는 뜻은 아니다. 두 가지 원인 모두 적용되지만, 타고나는 것보다 생활 속의 노력을 통해 큰 키를 만들 수 있는 확률이 조금 더 높음을 의미한다.

토끼가 거북이에게 진 다른 이유

100m 달리기를 예로 들어보자. 결승점까지 열심히 달려야 하는 상황이다. 유전적인 요인은 이미 출발 지점보다 30m 앞서서 시작하는 것에 해당한다. 유리한 지점에서 출발하는 특혜를 누리고 있는 것은 사실이다. 하지만 그렇다고 해서 무조건 승리를 확신할 수 있을까?

유전에 의해 키가 클 가능성이 많은 것은 사실이지만, 정작 달리기를 하다 보면 환경이 차지하는 부분도 상당히 크다. 만약 달리다가 넘어진다면 어떻게 될까? 끝까지 달리지 못하는 상황에 처하면? 넘어져 있는 동안 다른 선수에게 추월당하면? 느림보 거북이를 얕잡아본 토끼가 거북이에게 지는 상황이 얼마든지 일어날 수 있다.

후천적인 요인이란 출발선과 관계없이 나머지 70m를 넘어지지 않고 잘 달릴 수 있게 만드는 일과 같다. 설령 조금 뒤에서 출발했다고 하더라도 열심히 달려간다면 충분히 따라잡을 수 있으므로 중도에 포기하지 말자.

물론, 가장 이상적인 것은 유전적인 요인도 좋고, 후천적인 요인도 잘 갖춘 경우지만 말이다. 그러나 유전적인 요인은 선택할 수 있는 부분이 아니다. 그러므로 70%에 해당하는 영양 섭취와 운동, 정서, 수면 등의 생활환경, 즉 후천적인 부분에 전력투구해야 한다.

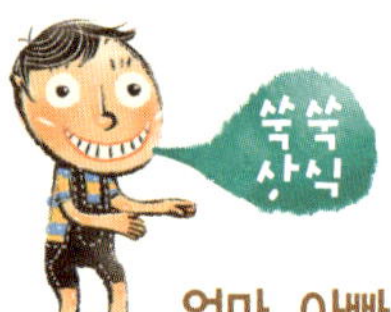

엄마, 아빠 키로 아이의 최종 키 예측하기

'내 아이가 얼마나 클까?' 부모들은 누구나 이런 궁금증을 갖게 된다. "손가락이 길쭉길쭉한 것을 보니 키가 크겠구나", "목이 짧고 발목이 굵은 걸 보니 어렵겠군" 등 아이의 생김새를 놓고 예측하는 것도 이 때문이다. 유전에 의한 공식이기는 하지만, 부모의 키를 통해 자녀가 성인이 되었을 때의 대략적인 최종 키를 예측할 수 있다. 부모 키의 평균치에 남자 아이의 경우 6.5cm를 더하고, 여자 아이의 경우 6.5cm를 뺀 것이 바로 최종 키이다. 즉 아빠의 키가 170cm이고, 엄마의 키가 160cm라면 남자 아이는 171.5cm, 여자 아이는 158.5cm가 된다.

남자_{(엄마의 키+아빠의 키)÷2}+6.5cm
여자_{(엄마의 키+아빠의 키)÷2}−6.5cm

하지만 이것은 예측에 불과하다. 통계적으로 ±7cm 정도의 오차가 생길 수 있는데, 바로 이 오차를 만드는 것이 생활환경 같은 후천적인 요인이다. 즉 후천적인 요인에 의해서 예측키보다 7cm 정도 더 클 수도 있고, 7cm 정도 작아질 수도 있다. 같은 유전자를 가지고 있더라도 후천적인 관리가 잘 되었는가, 못 되었는가에 따라 178.5cm가 될 수도 있고, 164.5cm가 될 수도 있는 것이다.

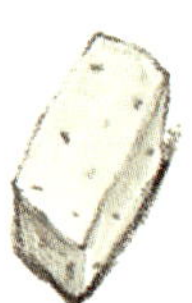

내 아이는 지금 **잘** 자라고 있는 것일까?

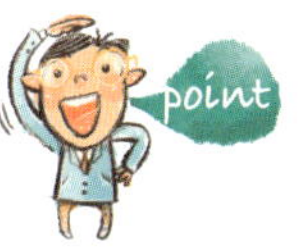

1년에 4㎝ 이상 자라고 있다면 정상!
그 미만으로 자라고 있다면…
어이쿠! 성장 부진일 가능성이 있습니다!

모든 아이가 농구 선수가 될 수는 없다

"우리 아이 옷은 한 해를 못 넘겨요. 얼마나 쑥쑥 크는지……. 옷값이 엄청 든다니까요."

어떤 엄마의 하소연이 다른 엄마에게는 '지금 자랑하고 있는 거야?'라고 들린다. 별 탈 없이 잘 크고 있는 아이를 둔 엄마는 한가롭게 옷값 걱정이나 할 수 있지만, 키가 잘 자라지 않아 해묵은 옷을 마냥 입히고 있는 엄마에게는 속상한 말이 아닐 수 없다.

아이를 키우면서 공부만큼 신경 쓰는 부분이 있다면 바로 키가 아닐

우리 아이 숨겨진 키를 찾아주세요!

까. 혹시 또래에 비해 뒤처져 있는 건 아닐까, 어떤 음식을 먹여야 쑥쑥 자랄까, 키가 크려면 어떤 운동이 좋을까 등등. 그래서 키 작은 아이를 둔 부모는 이상할 정도로 죄의식을 갖거나 초조해 한다.

하지만 아이의 키가 작아도 어쩔 도리가 없었던 과거에 비하면, 요즘은 좋은 부모 노릇이 한결 쉬워진 편이다. 성장과 관련된 수많은 정보가 쏟아져 나오고, 성장 클리닉이 보편화되면서 상담을 받고, 진단을 하고, 그에 따른 치료를 할 수 있게 되었으니 말이다. 키 작은 아이를 둔 부모들의 하소연과 걱정을 들어주고, 함께 고민하며 문제를 풀어줄 조력자가 생긴 셈이다.

성장 클리닉을 찾아오는 사례들을 볼 때, 치료가 필요한 경우보다 아이가 정상적으로 자라고 있는데도 불구하고 부모의 지나친 욕심 때문에 오는 경우가 많다. 모든 아이들이 농구 선수나 배구 선수처럼 키다리가 될 수는 없는데도 그렇게 되기를 희망하고 있는 것이다.

가장 중요한 것은 아이가 가지고 있는 능력을 100% 발휘할 수 있도록 현재 상태에 문제가 없는지, 또 문제가 있다면 어떤 것이 방해물인지 주의 깊게 관찰하고 고치는 일이다.

쇠는 뜨거울 때 두드려야 한다

아이의 키에 대해 유난히 민감한 이유는 성장이 특정한 기간에만 일어나는 생리 현상이기 때문이다. 만약 사는 동안 끊임없이 자란다면 고민도 그만큼 줄어들었을 것이다.

성장이란 여러 가지 영양분을 통해 뼈와 근육이 굵어지고 길어지면서 키가 자라고, 몸집이 커지는 것을 의미하는데, 여기에는 일정한 법칙이 있다. 아이가 태어나서 성장이 멈출 때까지 보통 두 번의 '발육 급진기'를 거치게 된다. 발육 급진기는 유전과 환경마다 조금씩 다르다. 그러므로 성장에 문제가 있는지 평가하는 일에 신중해야 한다. 나이에 비해 작다고 해서 지레 낙담하거나 또래에 비해 유난히 크다고 해서 키다리가 될 것이라고 호언장담해서는 안 된다.

자, 그렇다면 이쯤에서 내 아이가 잘 크고 있는 것인지 판단해 보는 것이 어떨까? 성장에 문제가 있다고 의심하는 경우는 크게 두 가지로 나눌 수 있다. 먼저, 또래보다 두 살 아래 아이들의 평균 키보다 작거나, 같은 연령대의 아이 100명 중 앞에서 3번째로 작은 경우다. 쉽게 말해 작아도 너무 작다고 의심된다면 전문의의 상담을 받아보는 것이 좋다.

두 번째로 알아야 할 것은 성장 속도이다. 성장 속도는 시기마다 조금씩 차이가 있는데, 보통 한 해 동안 아이들이 자랄 수 있는 최소한의 성장치는 4cm이다. 그 미만으로 자라고 있다면 성장 부진일 가능성이 높다.

또래에 비해 키가 좀 작기는 해도 1년에 4cm 이상 꾸준히 자라고 있다면 걱정하지 말자. 차라리 아이가 잘 크고 있는지 일목요연하게 정리할 것을 권한다. 바로 성장 기록표를 만드는 것이다. 정기적으로 키와 몸무게, 앉은 키를 기록해 둔다면 좋은 자료로 활용할 수 있다.

이미 성장이 멈춰버린 후에 병원을 찾아오는 안타까운 경우도 많다. 이런 경우 일반적으로 X-Ray를 통해 성장판의 상태를 점검하고, 최근 2

~3년간의 성장 정도를 확인하여 진단을 내리게 된다. 성장은 대개 사춘기가 지나면서 거의 끝난다. 척추의 이상이나 자세의 불균형을 교정해주는 치료를 통해 약간 커 보이게 할 순 있지만, 엄밀한 의미에서 키를 키운다고 보기는 어렵다.

'쇠는 뜨거울 때 두드리라' 는 말이 있다. 이미 식어버린 뒤에는 아무리 열심히 망치질을 해도 원하는 모양을 만들어낼 수 없다. 성장 치료도 마찬가지다. 조기에 발견하고 빨리 개선할수록 효과가 크다.

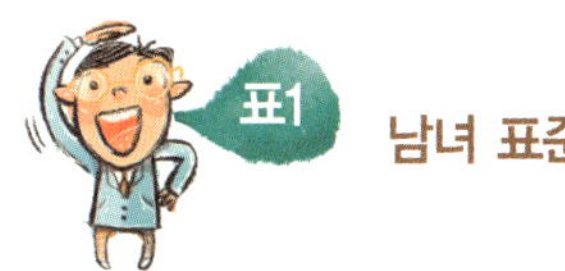

남녀 표준 성장 도표(만 나이, cm, kg)

나이 (세)	남자			나이 (세)	여자		
	키	몸무게	앉은 키		키	몸무게	앉은 키
6	120.6	24	66.6	6	119.6	22.8	65.9
7	126.7	27.1	69.4	7	125.2	25.9	68.5
8	132.1	30.7	71.8	8	131.1	29.4	71.2
9	137.6	34.9	74.4	9	137	33.1	73.9
10	142.9	39.3	76.4	10	143.7	37.2	77.1
11	149.1	44.4	79.3	11	150.3	43.2	80.3
12	156.2	49.7	82.5	12	154.8	47.5	82.9
13	163.3	55.7	86.1	13	157.7	51.1	84.6
14	167.8	60.2	88.9	14	159.4	53.4	85.6
15	171.4	63.4	90.9	15	160.3	54	86.4
16	172.7	66.3	91.6	16	160.6	55.2	86.5
17	173.6	68.1	92.4	17	161.1	55.8	86.7

자료 : 2004년 기준

우리 아이 숨겨진 키를 찾아주세요!

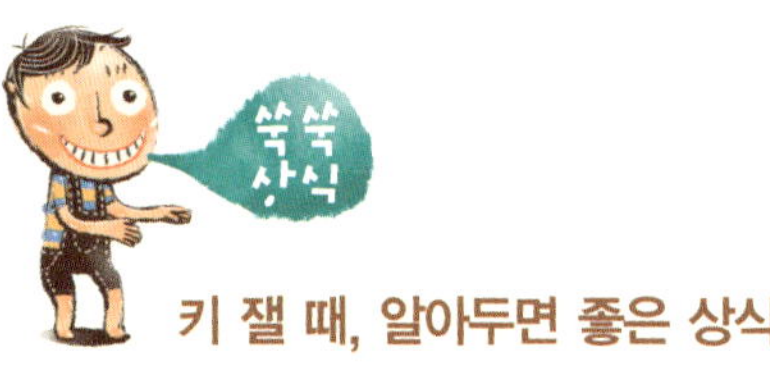

키 잴 때, 알아두면 좋은 상식

아이의 키 때문에 병원을 방문했다가 황당한 경험을 한 적이 있을 것이다. 그렇지 않아도 키가 자라지 않아 걱정인데, 진찰 과정에서 집에서 쟀을 때보다 작게 나오거나 지난번 방문 때보다 줄어들어 버리는, 억울한(?) 일 같은 것 말이다. 왜 이런 일이 일어나는 것일까. 키는 재는 방법에 따라 '오차'가 생길 수 있다. 사람의 키는 누워 있을 때와 서 있을 때가 다르다. 또 아침에 일어나자마자 잰 키와 하루 종일 서 있다가 잰 키도 1~2cm 정도 차이가 난다. 하루 종일 서 있다 보니 저녁이 되면 모든 관절 사이의 연골이 눌린다. 또 측정하는 사람, 측정하는 방법에 따라 1cm 내외의 차이가 난다.

따라서 반드시 한 가지 방법을 이용해야 한다. 즉 집에서 측정한 수치는 집에서 잰 수치끼리 비교해야 한다. 병원에서 측정한 키와 비교하는 것은 무의미하다. 또 가능하면 동일한 측정기로 측정하고, 3회 연속해서 측정한 뒤 평균치를 선택하는 것이 좋다.

이전의 측정치와 정확하게 비교하기 위해서는 하루 중 같은 시간대에 정기적으로 재는 것이 요령이다. 전에는 아침에 쟀는데, 다음에는 저녁에 잰다면 키가 줄어들어 버리는 가슴 아픈 경험을 할 수 있다.

주기는 최소한 1개월 이상의 차이를 두는 것이 좋으며, 3개월 간격으로 측정하는 것이 가장 좋다. 지나치게 자주 재는 것은 정확한 평가가 되지 않을 가능성이 크다.

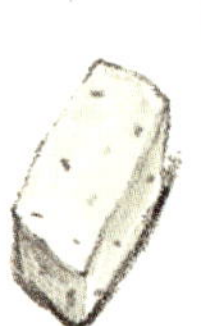

너무 **일찍** 크는 아이,
뒤늦게 크는 아이

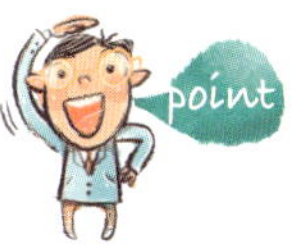

평균적으로 남자 아이는 만 17~18세,
여자 아이는 만 14~15세까지 자랄 수 있어요!

가장 중요한 것은 뼈의 나이다

'뼈대 있는 집' 이라는 말을 종종 하는데, 탄탄하고 자랑할 만한 가문을 일컫는 말이다. 뼈대란 집으로 치면 집을 지탱하는 힘의 근원, 즉 우람한 자태로 버티고 서 있는 기둥이다.

사실, 뼈가 사람에게 얼마나 중요한지는 모두 잘 알고 있다. 노년에 접어들기도 전에 약해진 뼈 때문에 고생하는 경우를 쉽게 볼 수 있다. 30대 회사원이 70대 할아버지의 뼈를 가지고 있는가 하면, 70대 할아버지가 마라톤을 하거나 힙합 댄스에 도전하기도 한다. 역시 뼈대가 튼튼해

우리 아이 숨겨진 키를 찾아주세요!

야 건강한 삶을 살 수 있는 것이다. 그렇다면 이제 이 말이 성장에서 어떤 의미를 갖는지 알아보자.

성장에서 가장 중요한 부분 역시 골연령骨年齡, 즉 뼈의 나이다. 성장 곡선을 살펴보면, 남자 아이는 대략 만 17~18세 정도까지, 여자 아이는 만 14~15세 정도까지 자라는 것으로 나타난다. 평균적으로 이 시기까지는 키가 클 가능성이 있다.

그렇다면 모든 아이가 이 시기에 맞춰 자라는 것일까? 대답은 '꼭 그렇지는 않다' 는 것이다. 실제로 아직 충분히 자랄 수 있는 시기인데도 뼈의 나이가 너무 많아서 더 이상 클 가능성이 없는 경우도 있다. 이런 경우, 지금은 또래 아이들보다 쑥쑥 잘 커서 키에 대한 스트레스를 전혀 느끼지 못하지만 어느 순간부터 작았던 친구들이 자기의 키를 추월하게 되면 그제서야 부랴부랴 성장 클리닉을 찾게 된다. 왜 이런 일이 생기는 것일까.

식습관만 고쳐도 키가 달라진다

사람마다 성장 패턴은 다양하게 나타난다. 크게 분류해 유전적인 요인과 후천적인 환경 요인, 이 두 가지 요인이 복합적으로 작용하면서 성장 패턴이 정해지게 된다. 그중에서 유전적인 요인이란 부모의 성장 패턴을 닮는 것을 말한다. 예를 들어 엄마나 아빠 키가 남보다 빨리 자랐다가 빨리 성장이 멈춰버린 경우가 있다면 자식도 그럴 확률이 높다.

반면 후천적인 요인에 의해 키가 빨리 자라는 경우, 그 원인을 몇 가지로 나눠볼 수 있다. 가장 큰 원인은 비만이다. 정상 체중보다 30% 이상 과체중이라면 성장을 위해서라도 특별한 관리가 필요하다. 과체중이나 비만의 경우, 뼈가 빨리 성숙해져 남보다 빨리 자란다. 하지만 그만큼 성장이 일찍 멈춘다.

둘째, 매일 먹는 음식과 관련이 있다. '보기 좋은 음식이 먹기도 좋다'는 말을 대변이라도 하듯 요즘 식품은 크고 보기에만 그럴싸한 것들이 많다. 그러다 보니 농산물, 축산물 할 것 없이 거의 모든 종류의 식재료에 성장 촉진 물질이 들어가고, 이는 고스란히 사람의 몸에 차곡차곡 쌓이게 되었다. 이로 인해 몸도 필요 이상으로 빨리 커버리고 비대해지는 비정상적인 결과를 낳게 되었다. 이는 가공된 음식, 인스턴트식품, 육류 등을 자주 먹을수록 더 두드러진다.

성장은 한 땀 한 땀 바느질을 하듯, 충분한 시간을 가지고 단계를 거치는 것이 정석이다. 그런데 조기에 급성장이 이루어지다 보니 성장 잠재력이 미처 다 발휘되지 못하고, 결국 최종 키가 작아지는 것이다.

차근차근 순서대로 자라는 것이 좋다

지금까지 뼈의 나이가 또래의 아이들보다 지나치게 많아서 최종 키에 영향을 끼치는 경우에 대해 설명했다. 그렇다면 반대로 뼈의 나이가 어리다고 무조건 좋은 것일까? 이에 대한 대답 역시 '그렇지는 않다'는 것이다.

흔히 '늦자라는 아이가 있다'는 말처럼, 대학에 가서 키가 크는가 하면 심지어 군대에서 컸다는 얘기도 있다. 물론, 이렇게 뒤늦게 크는 성향

우리 아이 숨겨진 키를 찾아주세요!

역시 부모로부터 자식에게 대물림될 확률이 높다. 결국 늦자란 부모에게서 태어난 아이 역시 성장이 오래 지속될 가능성이 있다. 이처럼 남보다 늦게까지 클 수 있는 것은 성장판이 오래도록 열려 있기 때문이다. 실제 나이에 비해 뼈의 나이가 어리기 때문에 가능한 일이다.

하지만 여기서 반드시 알아두어야 할 것은 뼈의 나이가 지나치게 어려도 문제가 있을 수 있다는 사실이다. 예를 들어 병적으로 나이가 어려서 또래 아이들과 2년 이상 차이가 나는 경우, 두 번째 발육 급진기가 상대적으로 짧아져 쑥쑥 커야 할 시기에 성장이 제대로 되지 않을 가능성이 높다.

결국 가장 좋은 성장 패턴은 자신의 나이와 같거나 약간 낮은 정도의 뼈의 나이를 유지하면서 전체적인 성장 추이가 좋은 것이다. 늦게까지 크는 것을 기대하는 것, 너무 빨리 커버리는 것 모두 바람직하지 않다. 공들여 쌓은 탑이 오래 건재하는 것처럼, 평균 속도를 유지하면서 차근차근 자랄 수 있도록 생활 패턴을 잡아주는 것이 중요하다.

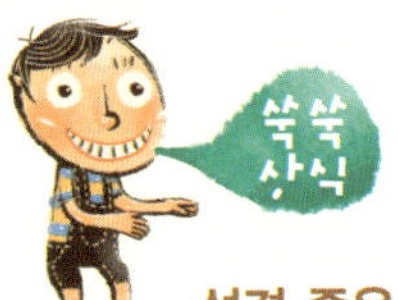

성격 좋은 아이가 키도 쑥쑥 큰다?

성격 좋고, 긍정적인 아이들이 잘 자란다는 것을 입증하는 사례들이 적지 않다. 그렇다면 키 크기 어려운 아이들의 유형은 무엇일까?

첫째, 잘 먹지 않는 아이다. 후천적인 요인 중에서 가장 중요한 것은 고른 영양 섭취다. 한두 가지 영양소가 부족해도 성장에 방해가 된다. 특히 통 먹을 생각을 안 하는 아이라면 문제가 생길 수밖에 없다. 피와 살과 뼈가 되는 음식을 제대로 먹지 않으니 잘 크지 않는 것은 당연하다.

둘째, 잠을 잘 안 자는 아이다. 밤늦도록 칭얼거리고, 자다가 자주 깨서 우는 아이는 잘 크지 않는다. 성장의 원동력이 되는 성장 호르몬은 주로 잠자는 동안 많이 분비되는데, 충분한 숙면을 취하지 못하면 성장 호르몬이 제대로 분비되지 못한다(이와 관련된 이야기는 뒤에서 자세히 밝히겠다).

셋째, 내성적이며 얌전한 아이다. 늘 조용히 앉아서 놀고, 좀처럼 뛰어다니지 않는 아이, 순하고 얌전하다고 어른들에게 칭찬받는 아이는 대부분 얼굴이 하얗고 약골이다. 성장이 잘되기 위해서는 성장판에 지속적으로 적당한 충격을 가해야 하는데, 가만히 앉아 있거나 누워 있기만 하면 뼈는 점점 약해지니 잘 자랄 수가 없다.

내 아이가 어떤 유형인지 꼼꼼하게 살펴보자. 아이의 상황을 제대로 파악하는 것부터 시작해야 한다.

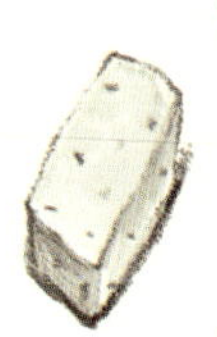

우리 아이 키의 미래,
어떤 모습일까?

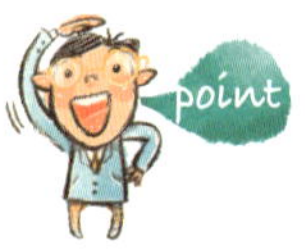

성장판 검사, 초음파 검사, 모발 검사
앞으로 얼마나 더 클 수 있는지
예측해볼 수 있는 검사들이지요!

앞으로 얼마나 더 클 수 있을까

"앞으로 아이를 20㎝만 더 키울 생각이거든요. 거기에 맞는 처방을 해주세요."

병원을 찾아가 이런 상담을 할 수 있다면 얼마나 좋을까? 체중을 계획해서 감량하는 것처럼 키를 계획해서 키울 수 있다면, 고민이 줄어들 것이다. '많이 먹으면 살이 찐다' 는 것은 누구나 알고 있는 공식이다. 하지만 '잘 먹으면 키가 큰다' 는 말은 상대적으로 확신하기 어려운 편이다. 잘 먹고, 건강한 몸을 가지고 있으면서도 키가 자라지 않아 고민하는 경우가 많기 때문이다.

　지금은 작지만 앞으로 얼마나 더 클 수 있는지 예측할 수 있다면 희망을 가질 수 있지 않을까? 과거에는 불가능했지만, 의학의 발달과 함께 성장 가능성을 예측해 보는 다양한 검사들이 등장했다. 성장기의 아이를 둔 부모들에게는 너무나 반가운 일이다. 물론, 미리 알고 실망하게 될까 봐 병원을 찾는 것이 쉽지 않다고 말하는 부모도 종종 있다. ‘혹시 큰 병이 있지 않을까’ 싶어서 종합검진을 받지 않겠다는 것과 같은 심리다. 하지만 걱정만 앞세우기보다 전문적인 검사를 통해 현실을 확인하고, 문제가 있다면 그것을 개선하기 위한 계획을 세우는 편이 훨씬 현명하다.

　대표적인 방법은 성장판 검사다. 성장판 검사를 통해 대략적으로 남은 성장 기간을 추측해볼 수 있고, 앞으로 어느 정도까지 자랄 수 있는지 알 수 있다.

머리카락으로 키의 미래를 예측하다

그렇다면 여기서 말하는 성장판이란 무엇일까. 검사법에 대해 이야기하기 전에 성장판에 대해 간단하게 공부해 보자. 쉽게 말해 키가 자라는 것은 뼈가 길어지는 것이다. 뼈가 자라는 장소는 정해져 있다.

　막대기처럼 길게 생긴 장골長骨의 양쪽 끝이 뼈가 만들어지는 곳이며, ‘성장판’ 혹은 ‘성장선’이라 부른다. 이 부분을 방사선 검사를 통해 확인하면 비어 있는 공간처럼 보이기도 하고, 경우에 따라서는 얇은 판 혹은 선처럼 보인다고 해서 이렇게 이름 붙여졌다.

성장이 진행되는 동안에는 성장판에 변화가 나타나기 때문에 검사를 통해 모양과 두께를 확인하면 앞으로 남아 있는 성장 가능 기간을 알 수 있으며, 대략적인 최종 키를 예측할 수 있다.

앞서 말한 성장판 검사란, 방사선 검사를 통해서 무릎과 골반, 손목, 손가락 등을 찍어 성장판의 상태를 확인하는 것을 말한다. 단순하게 성장판이 열려 있는지, 닫혀 있는지 정도만 알고 싶을 때는 무릎이나 골반으로 확인할 수 있다. 더 정확하게 알고 싶다면 손목이나 손가락을 보면 된다. 검사 비용은 확인 부위에 따라 혹은 병원에 따라 조금씩 차이가 있지만, 보통 1~2만 원 정도 든다. 최근에는 초음파를 이용해서 성장판의 개폐 여부를 확인하고, 골밀도를 이용해서 골연령을 평가하기도 하는데, 방사선 검사에 비해 인체에 해가 없다는 장점이 있다.

최근 주목받고 있는 검사 중 하나인 모발 검사는 머리카락 안에 있는 영양소의 양을 평가하고 중금속 오염 정도를 확인하는 것으로, 성장에 필요한 영양소의 균형을 맞추기 위한 검사다. 어떤 식습관을 가지고 있으며, 어떤 영양소가 부족한지, 거짓말 탐지기처럼 머리카락이 몸속 상황을 말해 준다. 더구나, 서구화된 식생활과 패스트푸드, 인스턴트식품의 남용으로 특정 영양소의 과잉이나 영양 불균형 등의 문제가 심각한 상황에서 모발 검사를 이용한 평가는 특히 중요하다.

모발 검사는 성장 클리닉뿐 아니라 만성 피로, 각종 성인병, 비만, 탈모, 불임 등 다양한 질환을 대상으로 폭넓게 활용되고 있으며, 점차 활용 범위가 넓어지고 있는 추세다.

　지금 아이의 키 때문에 고민하고 있다면 앞서 말한 몇 가지 검사를 통해 성장 가능성을 예측해볼 것을 권한다. 단순히 검사 그 자체로만 끝난다면 큰 의미를 둘 수 없지만, 검사를 통해 성장을 도울 수 있는 다양한 방법들을 알게 된다면 분명 도움이 될 것이다. 성장 치료의 1단계는 정확한 진단과 평가다.

빠를수록 효과적인 성장 치료

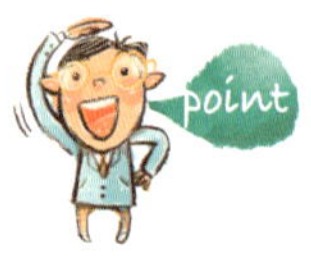

키는 때가 되면 알아서 크는 것이라고 생각하세요?
성장 부진이 의심된다면
더 늦기 전에 진료를 받아보세요!

하루아침에 성장이 멈출 수 있다

성장 치료란 무엇일까? 언뜻 굉장히 어려운 것처럼 느껴지지만, 사실 아이들에게 성장하기 좋은 몸속 환경을 만들어주는 일이다. 아이의 성장 속도를 파악하고, 방해하는 요인들을 정확히 짚어 개선함으로써 키가 잘 클 수 있는 몸을 만드는 것이다.

요즘, 아이와 함께 성장 클리닉을 찾는 부모들이 많아졌다. 자신의 키에 대해 아쉬움을 가진 부모일수록 아이의 키에 관심을 보이는 편이다. 그런데 이렇게 성장 클리닉을 찾는 이들 중에는 간혹, "왜 좀더 일찍 찾아오지 않았느냐”는 말을 듣는 경우가 있다. 그런 말을 듣는 부모는 마치 불치병 선고라도 받은 듯 캄캄한 얼굴이 되고 만다. 시기를 놓치는 바람에 치료 자체가 불가능하고, 당연히 더 크기를 바라는 것은 무리라는 진단이 내려진다.

대부분의 부모들은 자신의 아이가 앞으로도 충분히 클 것이라고 믿어 의심치 않는다. 하루아침에 성장이 멈출 것이라고 그 누가 상상이나 할 수 있을까. 성장이란 결국 최종 키를 보고 판단하는 것이므로 아이가 성장을 멈추고 나서야 심각성을 인식하는 경우가 많다. 그렇다면 대체 어떤 경우, 어느 시기에 성장 치료를 받아야 할까. 성장을 위해 서둘러 전문의와 만나야 할 시기는 다름 아닌 ‘아이가 잘 자라지 않는다’라고 느껴지는 바로 그때이다.

가장 중요한 것은 성장 속도이다. 성장 속도가 정상이라면 병적 성장 저하나 성장 부진일 가능성은 거의 없다. 과거 6개월 동안의 성장 속도 또는 처음 진단 때와 6개월 후의 신장 측정으로 얻은 성장 속도가 치료 여부를 결정한다.

물론, 성장 속도는 성별과 나이에 따라 차이가 있을 수 있다. 모든 아이들이 똑같은 속도로 자라는 것은 아니기 때문이다. 보통 태어나서 돌이 될 때까지 키가 가장 많이 큰다. 그러다 점차 감소하여 2세부터 사춘기 전까지는 성장 속도가 매년 조금씩 줄어든다. 사춘기에 접어들면서 다시 빨라지는데, 2차 성징이 나타나는 2~3년 동안 빨라졌다가 급격하게 느려지는 것이 특징이다. 한 해 평균 5~7㎝ 정도 자란다.

우리 아이 숨겨진 키를 찾아주세요!

한시라도 눈을 떼지 말자

그러므로 그때그때 잘 자라고 있는지 관찰하는 것이 중요하다. 어느 한 시기만 놓쳐도 최종 키가 차이가 난다. 현재 상태가 아무리 좋다고 하더라도 자라야 하는 또 다른 시기에 제대로 자라지 못하면 최종 키는 작아질 수밖에 없다. 따라서 평소 아이의 성장 속도를 확인하는 것이 좋다.

성장 치료는 '반드시 받아야 하는 경우'와 '받으면 좋은 경우'로 나눌 수 있다. 반드시 받아야 하는 경우는 의학적인 표현으로 '성장 부진'에 해당되며, 치료를 통해서 정상 속도를 회복하지 못할 경우 최종 키가 작아질 확률이 높다.

성장 치료를 받으면 좋은 경우는 성장 부진에 해당되지는 않지만, 성장 부진을 진단하는 몇 가지 기준들 중 한 가지라도 문제가 있는 경우다. 즉 치료를 하지 않아도 최종 키가 크게 작아지지는 않지만, 한두 가지 문제만 해결해도 훨씬 더 자랄 수 있는 경우다.

영양이나 환경의 변화 등 약간의 노력으로 아이가 훨씬 더 자랄 수 있는데도 불구하고 관심을 갖지 못해서 최종 키가 작아진다면 그것만큼 안타까운 일이 있을까? 내 아이가 어떤 경우에 해당되는지 꼼꼼히 따져보고, 숨어 있는 몇 cm를 찾아내기 위해 노력하자. 그러기 위해서는 주기적으로 아이의 키를 체크해서 연간 성장치를 파악해 두는 것이 좋다.

키 크기의 핵심은 바로 성장 호르몬이다

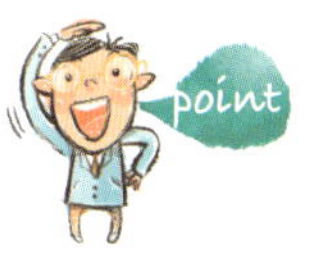

성장 호르몬이 쏟아지는 시간이 따로 있답니다.
밤 10시에서 새벽 2시 사이에 가장 많이 분비되므로
일찍 자고 일찍 일어나는
습관을 키우는 것이 중요합니다!

잘 먹고, 잘 자고, 잘 놀자

요즘 엄마들의 아이에 대한 관심은 단순한 관심을 넘어 욕심으로 치닫고 있다. 아이의 키를 키울 수만 있다면 약, 치료, 심지어 수술까지 불사하겠다는 엄마들을 종종 만날 수 있다. 자신의 아이가 키도 크고, 날씬하면서, 공부도 잘하는 완벽한 킹카가 되기를 꿈꾸고 있다.

그런데 만약 그런 엄마들을 향해 "푹 재우고, 잘 먹이고, 많이 뛰어놀게 해주세요!"라는 처방을 내리면 어떨까? 한창 잠을 줄여 공부해야 할 아이에게 그런 처방을 내리는 의사를 도무지 이해하지 못할 것이다. 절

우리 아이 숨겨진 키를 찾아주세요!

실한 마음으로 병원을 찾았는데, 일반적인 처방을 내리니 "지금 장난하고 있는 거야?"라며 화를 낼 수도 있다. 키 크는 약은 믿을 수 있어도 '잠이 보약이 된다'는 말은 믿기 어려운 것이 부모의 마음이다.

키 크기에 가장 큰 영향을 미치는 것은 역시 성장 호르몬이다. 성장 호르몬은 뇌 아래에 붙어 있는 '뇌하수체 전엽'이란 곳에서 분비된다. 한참 자라는 사춘기 때 분비량이 크게 늘었다가 나이가 들면서 점차 줄어드는데, 20대에 접어들면 10년마다 평균 14.4%씩 감소한다. 물론, 성장판이 닫혔다고 해서 성장 호르몬의 분비 자체가 멈추는 것은 아니다. 양이 급격히 줄어든다는 것이 정확한 표현이다.

성장 호르몬이 하는 일은 매우 다양하다. 우선, 청소년기에는 이름 그대로 뼈 길이의 성장과 근육의 증가 등 성장을 촉진하는 일을 한다. 그러다가 25세 이상의 성인이 된 후에는 인대와 같은 결체 조직, 콜라겐을 증가시키고, 근력의 증가와 함께 지방 분해를 촉진하는 작용을 한다. 또한 척추의 골밀도를 높여서 골다공증을 예방하며 골절의 위험을 줄여주기도 한다.

깊은 밤, 몸에서는 많은 일이 일어난다

성장 호르몬의 분비는 시간에 따라 많은 차이를 보이는데, 주로 잠이 들고 나서 1~2시간 후 '깊은 수면일 때'와 '심리적으로 안정되어 있을 때' 그리고 '운동할 때' 가장 많은 양이 분비된다. 성장 호르몬의 정상 혈중 농도는 성인의 경우 1.5~3ng/ml, 소아 및 청소년기의 경우 6ng/ml 정도

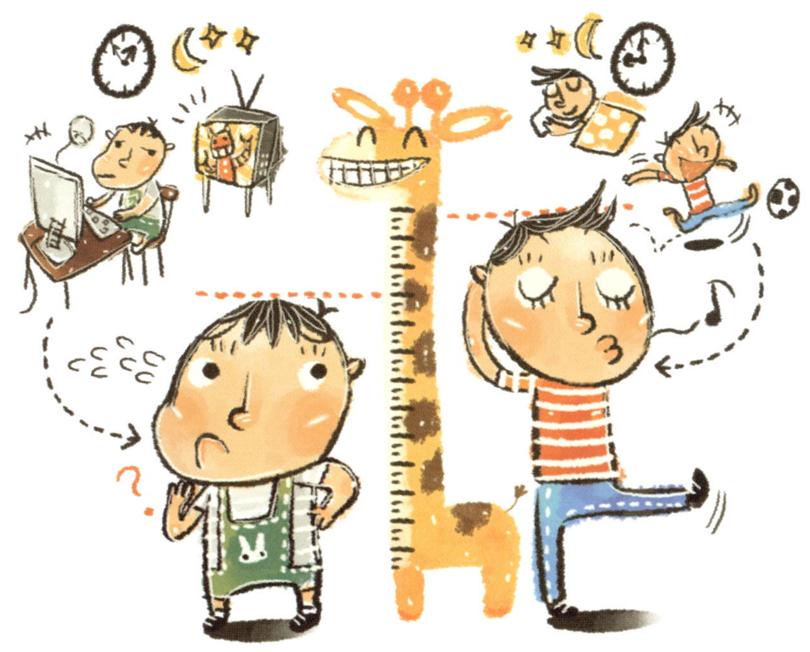

지만, 이 수치는 시시각각 변한다. 따라서 성장 호르몬의 분비를 촉진시키기 위해서는 정해진 시간에 숙면하고, 규칙적으로 운동을 하는 것이 중요하다.

몸은 수많은 호르몬을 분비하고 있고, 뇌가 그 복잡한 과정을 관리하고 통솔한다. 하루 종일 우리의 뇌가 얼마나 피곤할지 충분히 상상할 수 있다.

뇌는 모든 호르몬 체계를 과학적으로 관리하고 있으며 뇌의 지시에

우리 아이 숨겨진 키를 찾아주세요!

따라 성장 호르몬이 분비된다. 가장 많이 분비되는 시간은 취침 후 1~4
시간 사이로 보통 밤 10시에서 새벽 2시 사이에 가장 많이 분비된다. 그
런데 만일 새벽 2시에 잔다면 어떻게 될까? 뇌는 이미 쉬고 있는데, 이제
부터 잘 테니 성장 호르몬을 만들어달라고 하면 피곤한 뇌가 그 말을 들
어줄 리 없다.

뇌파를 통해 잠을 자는 상태를 관찰해 보면 약 90분을 주기로 수면의
깊이가 반복적으로 변하는 것을 알 수 있다. 잠자는 상태를 단계별로 나
눠보면 수면 초기는 '눈동자가 빠르게 움직인다' 는 뜻의 렘REM기와 4단
계로 구분되는 '눈동자가 움직이지 않는다' 는 뜻의 비렘NON REM기가 있
다. 이중 3, 4단계인 깊은 수면 단계에서 성장 호르몬이 반복적으로 분비
된다.

따라서 잘 크기 위해서는 일찍 잠자리에 들고 3, 4단계의 깊은 잠을
충분히 자야 한다. 그래야만 성장 호르몬의 분비를 최대한 촉진시킬 수
있다.

밤늦게까지 억지로 공부시키지 말고 일찍 재우자

생체 리듬이 깨지면 똑같은 시간을 자도 두뇌의 피로 회복 정도가 차이
가 난다. 이에 따라 성장 호르몬을 분비할 기회가 적어져서 전체적인 성
장에 방해를 받는다. 따라서 작은 키로 고민하는 아이의 경우, 피곤한
몸으로 밤늦게까지 공부하는 것보다 일찍 자고 일찍 일어나 공부하는 것
이 낫다. 늦어도 밤 12시 전에 잠자리에 들고, 숙면하며, 아침에 일찍 일

어나는 생체 리듬을 지키다 보면 성장은 저절로 이루어질 것이다.

　그러니 성장 호르몬이 부족하다고 무턱대고 약을 복용하기보다 운동을 생활화하거나 식생활의 조절, 충분한 수면을 통해 몸에서 자연적으로 분비되도록 하는 것이 먼저다. 결핍되지 않은 상태에서 인위적으로 많은 양의 성장 호르몬을 투여하면 당뇨병이나 근육병, 미세 혈관 장애, 조기 사망 등의 후유증을 유발할 수 있다.

우리 아이 숨겨진 키를 찾아주세요!

아이의 살, 정말 키로 가는 걸까?

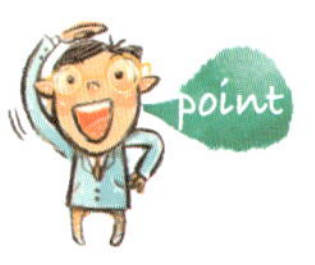

성장 호르몬은 키를 크게 하고, 살을 빠지게 하기 위해
안간힘을 쓰는 훌륭한 성분입니다.
지금부터 그 비밀을 캐볼까요?

꿀돼지가 날씬이로 변한 이유

세상 모든 일에는 경우의 수가 적용된다. 똑같은 상황도 누구는 이렇게 풀리고, 누구는 저렇게 풀린다. 꼴등만 일삼던 두 아이가 있다. 한 아이는 공부가 아닌 재능을 살려서 최고가 되지만, 다른 한 아이는 학교 때의 상황 그대로 '꼴등 인생' 을 한탄하며 산다.

키가 작고 뚱뚱해서 '꿀돼지' 라는 별명을 달고 살았던 아이가 5~6년이 지난 후, 전혀 다른 모습이 되어 있는 경우를 본 적이 있을 것이다. 또 누구누구네 막내가 몰라보게 날씬해졌다고 말하기도 한다. 혹시 이때부터 ‘어렸을 때의 살은 키로 간다’는 속설이 등장한 것은 아닐까?

실제로 손자손녀가 잘 먹는 것만 봐도 배가 부르다는 할아버지, 할머니들은 "살은 키로 간다"고 말한다. 하지만 그것은 정말 특수한 경우다. 그러므로 생각이 깨인 젊은 부모들까지 그런 속설에 빠지면 안 된다. 살은 언제든 뺄 수 있지만 키는 지금이 아니면 클 수 없다는 단순한 생각이 아이를 비만으로 만든다. 키가 자라는 데 있어 적절한 영양 공급은 필수 조건이지만, 과도한 영양 섭취는 걸림돌이 될 뿐이다.

성장 호르몬은 재주 많은 성분이다

이제 좀더 구체적으로 살펴보자. 성장 호르몬은 크게 두 가지 기능을 하고 있다. 키를 자라게 하고, 지방을 분해한다. 사춘기 무렵에는 성장 호르몬의 분비가 많아져 1년에 8~12cm까지 자라고, 지방 분해도 활발해져 살이 빠진다. 그러므로 한창 키가 크는 아이들이 살이 쪽 빠지는 모습을 쉽게 볼 수 있다.

한창 크는 시기에 지방이 적으면 상대적으로 성장 호르몬이 키를 자라게 하는 데 충분히 사용될 수 있다. 반대로 지방이 많으면 성장 호르몬이 지방을 분해하는 데 사용되어 키가 클 수 있는 기회가 줄어든다. 때문에 지방이 과도한 아이의 경우 성장판이 남보다 빨리 닫히고, 그 결과 성장이 빨리 멈춰 최종 키가 작아질 수 있다. 한마디로 빨리 어른이 되는 것이다. 18년을 클 수 있는 아이와 15년밖에 클 수 없는 아이, 누가 최종 키가 큰지는 말하지 않아도 충분히 알 수 있다.

비만의 문제는 여기에서 그치지 않는다. 심한 경우, 관절이나 성장판에 무리를 줄 수 있으며, 자연스럽게 활동량이 적어져 성장에 방해가 된다. 실제로 비만인 아이를 둔 엄마가 "한동안 잘 자라는 줄 알았는데, 어느 순간부터 위로는 자라지 않고 옆으로만 퍼지네요"라고 한탄하는 것을 본 적이 있다. 한창 자라야 할 시기에 다른 아이들보다 훨씬 적게 성장하는 것이 바로 이 때문이다.

키 크기의 방해꾼, 비만

그렇다면 성장에 방해를 받을 정도의 비만이란 어느 정도를 일컫는 것일까? 소아 비만은 성인 비만과 약간 차이가 있는데, 일반적으로는 정상적인 성장 곡선에 비해 어느 정도의 차이를 보이는가를 기준으로 한다. 즉 해당 연령대의 평균 체중의 범위에서 상위 25% 이상에 해당되면 비만으로 진단하며, 이때는 성장을 위해서라도 운동이나 식이요법, 생활 개선 등을 통해 관리해야 한다.

하지만 걱정될 정도의 소아 비만이라면 단순히 체중을 줄이는 데 주력하기보다 장기간에 걸쳐 체지방을 감소시키고, 성장이 촉진될 수 있도록 진단을 받아야 한다.

비만아들의 영양 상태를 조사해 보면 성장에 중요한 미네랄이 부족한 경우가 많다. 쉽게 살찌는 음료수나 과자, 패스트푸드, 인스턴트식품은 많이 섭취하는 반면, 영양소가 풍부한 음식은 외면하고 있다. 그 결과 비만의 주범인 당분이나 지방을 연소시키기 위해 귀중한 미네랄이 소모됨으로써 성장이 제대로 이루어지지 않는 것이다.

결국 비만을 해결하는 식이요법을 하다 보면 성장에도 좋은 영향을 주게 된다. 비만 치료와 성장, 이 두 마리의 토끼는 올바른 계획을 세우고, 그에 따른 꾸준한 치료를 통해 한 번에 모두 잡을 수 있다.

성장의 열쇠,
숙면이 쥐고 있다

깊은 잠을 자는 동안 아이는 쑥쑥 자랍니다.
다리와 척추가 쉬고, 노폐물이 제거되면서
뼈와 근육이 자라기 때문이지요!

잘 자는 아이가 잘 자란다

깊이 잠들었을 때 성장 호르몬이 가장 많이 생성된다는 것을 알았으니, 이제 숙면에 대해 좀더 깊이 배워볼까. 수면은 하루 종일 수십 킬로그램의 몸무게를 떠받치고 있던 척추와 다리 관절이 부담을 덜고, 몸이 충분히 자랄 수 있도록 쉬는 시간이다.

　우리는 흔히 '자는 아이가 잘 자란다' 고 말한다. 사실 이 말에는 두 가지의 의미가 포함되어 있다. 첫째, 잠자는 동안 체중으로부터 해방된 척추와 다리는 긴장이 풀린 상태가 되므로 바로 이때 자연스럽게 관절이 자란다. 다리와 척추는 하루 종일 긴장하면서 막중한 작업을 하고 있다. 그러다 누워서 자는 동안 무게감에서 완전히 벗어나니 뼈가 자라게 되는 것이다. 잠들기 전보다 아침에 일어났을 때 키가 0.5~1cm 정도 커지는 것도 이 때문이다. 물론 이것은 척추와 다리의 근육, 인대가 이완되어 일시적으로 커진 것이지만 말이다. 한마디로 관절이 이완되어 있는 시간이 충분해야 성장할 수 있는 기회도 그만큼 늘어나는 것이다.

둘째, 자는 동안 신체의 노폐물이 처리되고, 새로운 조직을 만들기 위한 준비를 한다. 키가 크려면 모든 내장기관이 골고루 자라야 한다. 약 70조 개의 세포 조직 중 부모에게서 받은 그대로는 아무것도 없다. 끊임없이 물질대사가 이루어져 세포의 낡은 부분이 차례로 붕괴되기 때문이다. 예를 들어 적혈구 하나의 수명은 4~5주, 백혈구는 1~2주에 지나지 않으며, 어떤 림프구는 2~3일밖에 살지 못한다.

이와 같이 낡은 조직의 파괴와 새로운 세포를 만드는 에너지는 자는 동안에 차곡차곡 쌓인다. 그러므로 수면이란 최소의 에너지를 소비하고, 최대의 에너지를 축적하는 값진 시간이라고 할 수 있다.

깊이 자는 게 중요하다

여기서 중요한 것은 적당한 시간에 깊게 자는 것이다. 에디슨은 5시간, 나폴레옹은 3시간의 수면으로 충분했다고 한다. 하지만 에디슨도 나폴레옹도 아닌 보통 아이는 7시간의 수면이 기본이다. 관절을 충분히 이완하고, 성장을 위한 에너지를 축적하려면 7시간 이상의 수면이 필요하다.

우리 아이 숨겨진 키를 찾아주세요!

하지만 자는 시간이 아무리 길어도 숙면을 하지 못하면 효과는 반으로 줄어든다. 잠을 자다가 작은 소리에도 눈을 뜨거나 언짢은 꿈을 꾸는 경우다. 그렇다면 어떻게 해야 깊은 잠을 잘 수 있을까. 일반적으로 걱정거리가 있을 때, 배탈이 났을 때, 밤참을 먹었을 때, 자기 전에 논쟁을 했거나 흥분되는 책을 읽었을 때, 낮잠이 너무 길었을 때는 숙면하기 어렵다.

뿐만 아니라 잠이 오지 않을 때 억지로 자려고 하면 부담감 때문에 잠들기가 더욱 힘들어진다. 그럴 때는 잠이 들 때까지 즐거웠던 추억이나 재미있었던 여행 이야기를 들려주자. 자연스레 기분이 좋아져서 잠이 들 것이다. 또 숫자를 세거나 복식호흡을 하는 것도 좋다. 따뜻한 음료를 마시는 것도 좋다. 이외에 잠자리에 들기 전 몇 분 동안 부드럽게 전신을 마사지해 주거나 스트레칭을 하는 것도 효과가 있다.

바쁜 아이들, 잠시 쉬게 해주자

수면과 함께 적당한 휴식을 취하는 것도 필수 요소다. 소비하는 에너지와 섭취하는 에너지가 균형을 이뤄야 한다. 그래서 원만하게 신체 조직에 이용될 때 효과적인 성장이 이루어진다. 그러므로 헛된 에너지의 소비를 가능한 줄이면서 유효한 에너지를 많이 생산해 저축하는 것이 중요하다.

요즘 아이들의 일상을 보면 너무 바빠 마음의 여유도 잃고, 에너지를 허투루 쓰는 일이 많다. 여기서 과로하면 초성 포도산, 유산 등의 노폐물, 즉 피로 물질이 만들어져 미묘한 생리 작용에 방해가 된다. 뿐만 아니라 신체를 구성하고 있는 조직 성분이 소모되거나 파괴될 수 있다. 특히 청소년기의 과도한 피로는 성장에 큰 장애물이다. 열심히 배우고, 열심히 놀고, 열심히 휴식하는 것이 성장의 필수 조건이 된다는 것을 기억하자.

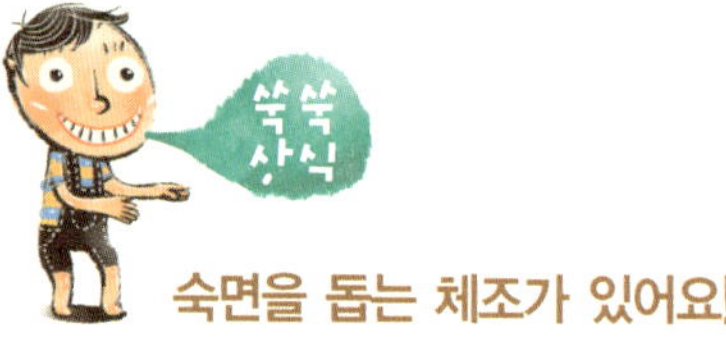

숙면을 돕는 체조가 있어요!

잠자기 전, 스트레스를 해소하는 방법으로 이완요법이 있다. 긴장과 이완을 반복시켜서 몸과 마음의 스트레스를 해소하는 것으로, 불면증으로 고통받는 많은 환자에게 사용되어 효과를 증명한 바 있다.

이완요법은 누워서 하는 운동과 복식호흡이 있다. 숨을 천천히 들이마시면서 신체 각 부위에 약 10초 동안 힘을 준 후, 천천히 이완시키되 3~4회 반복한다. 숙면하지 못하는 아이를 위해 잠들기 전, 다음의 동작들을 함께해 보자.

첫째, 잠자리에 누워서 팔과 다리를 10초간 힘껏 뻗는다. 3회 반복한다. 둘째, 허리에 힘을 주면서 등을 바닥에 10초간 붙였다가 다시 10초간 힘껏 들어올리는 것을 3회 반복한다. 셋째, 한쪽 다리를 굽혀서 깍지 낀 손으로 무릎을 잡은 후, 상체를 들어올려 10초간 가슴에 붙인다. 2회 한 후 반대쪽 다리도 똑같이 하자. 넷째, 양다리를 굽혀 세우고 팔은 바닥을 지지한 채 엉덩이를 10초간 들어올린다. 처음 동작과 두 번째 동작을 다시 반복한다. 마지막으로 양손을 단전에 가지런히 올려놓고 배가 천천히 가라앉도록 숨을 내쉰다. 숨을 끝까지 내쉬고는 숨을 잠깐 멈췄다가 다시 천천히 들이마신다. 배가 불룩해지도록 만드는 것이 중요하다.

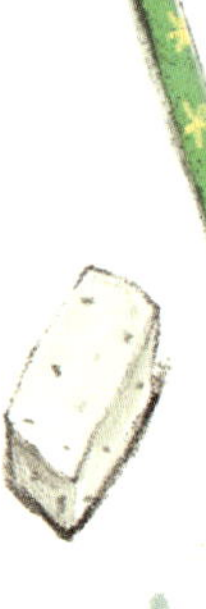

가랑비에 옷 젖는다!
감기는 키 크기의 적

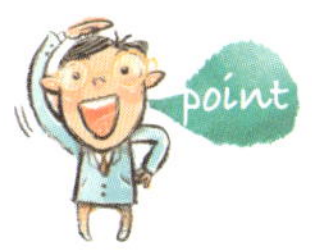

감기가 키 크기를 방해한다는 것, 아세요?
잔병치레 없는 아이가 키도 잘 크지요.
어린이 여러분, 감기 조심하세요!

잦은 재채기, 한 번쯤 의심해 봐야 한다

어릴 때 보았던 순정 만화나 소설 속 주인공들은 대체로 병약했다. 얼굴은 핏기 없이 희고, 팔다리, 손가락 할 것 없이 온통 가느다란 자태는 보기만 해도 보호해 주고 싶은 마음이 들었다. 병석에 누워 있는 상황을 연출하는 것도 다반사였다. 그럼에도 불구하고 키는 언제나 장대같이 쭉 뻗어 있고, 몸매는 환상적인 수준이었다. 그래서 사춘기 소년, 소녀들에게 '닮고 싶은 상대 1순위'로 지목되곤 했다.

하지만 의사로서 단언하건대, 약골에다 늘 잔병치레를 하는 사람이

우리 아이 숨겨진 키를 찾아주세요!

쭉쭉 뻗은 몸매를 갖는 것은 현실에서 일어나기 힘들다. 그렇다면 이제부터 그 이유에 대해 이야기를 나눠보자. 더구나 잔병치레가 잦은 아이를 키우고 있는 부모에게는 날벼락 같은 이야기가 될 수 있을 테니 구체적인 설명을 덧붙이고자 한다.

아이가 클 수 있는 방법을 찾는 것만큼 중요한 것은 잘 안 크는 원인을 제거하는 것이다. 일반적으로 성장을 막는 중요한 원인 중 하나로 감기 같은 사소한 질병을 꼽을 수 있다. 감기가 키 크는 것과 무슨 관련이 있을까, 라고 생각하는 것은 잘못이다.

감기란 인체의 면역력이 떨어져서 생기는 질병이다. 감기 바이러스가 인체에 침범하여 두통, 콧물, 기침, 발열 등을 일으키는 감염증이다. 감기에 걸리면 위에서 말한 증상 외에도 식욕이 감퇴하거나 설사를 하는 등 신체의 성장과 발달에 쓰일 에너지를 크게 소모하게 된다. 결국 감기 때문에 성장이 방해받게 된다. 더구나 감기가 길어지거나 잦아지면 정상적인 성장에 악영향을 미칠 수도 있다.

잔병치레 없는 아이가 키도 잘 큰다

그러므로 잔병치레가 잦은 아이는 키 크기도 어려운 게 사실이다. 감기에 잘 걸릴 뿐 아니라 알레르기성 비염, 천식, 만성 설사, 변비 등의 잔병치레로 고생하는 아이는 성장에 써야 하는 에너지를 병치레를 하는 동안 다 쓰게 되므로 문제가 생길 수밖에 없다. 이런저런 병들을 이겨내느라 마음껏 클 겨를이 없는 셈이다. 1년에 한 번도 감기에 걸리지 않는 아이와 1년 내내 감기를 달고 사는 아이의 성장 속도에 차이가 나는 것은 당연하다.

식욕이 왕성해서 잘 먹고, 열심히 먹은 만큼 즐겁게 뛰어놀 줄 아는 아이는 질병에 걸릴 확률이 낮다. 탄탄한 몸으로 자라고 있으니 몸 안의 에너지는 키 크기에 충분히 쓰일 수 있다. 하지만 병약한 체질에 식욕이 없어서 잘 먹지 않고, 먹지 못하는 만큼 기운이 없어 뛰어놀기도 싫어하는 아이라면 무난한 성장을 기대하기 어렵다.

면역력을 키우는 방법을 찾자

자, 그렇다면 사시사철 감기를 달고 사는 아이를 위해서 무엇을 해야 할까. 쉽게 감기를 앓거나 한 번 걸리면 한 달을 넘는 아이는 면역 기능이 저하되어 있다고 할 수 있다. 감기는 적당한 온도와 습도를 유지하고, 공기를 자주 환기시키는 등 평상시 조금만 주의를 기울이면 예방이 가능한 질환이다. 그러므로 아이가 감기 때문에 성장에 방해받는 일이 없도록 주위 환경에 신경 쓰자. 또한 면역력을 높이는 음식을 준비하고, 꾸준히 운동하는 습관을 갖게 하는 것이 중요하다.

예를 들어 감기 한 번에 아이의 최종 키가 0.5cm씩 작아진다고 가정해 보자. 감기를 우스운 질병이라고 가볍게 여길 수 있을까? '가랑비에 옷 젖는다' 는 속담처럼, 사소한 질병에 아이의 에너지가 소모되지 않도록 건강하게 자랄 수 있는 환경을 만들어주자.

키다리 후보 1순위, 오장이 튼튼한 아이

간장, 심장, 비장, 폐장, 신장
아이의 오장은 튼튼한가요?
오장이 건강해야 키가 쑥쑥 자란답니다.

다섯 개의 신체기관에 특별한 비밀이 있다

누군가 "어떤 아이로 키우고 싶으세요?"라고 묻는다면, 대부분의 부모는 똑똑한 아이, 훤칠한 키에 예쁜 외모를 가진 아이, 바른 생각을 가진 아이라고 대답할 것이다. '오장육부五臟六腑가 튼튼한 아이'라고 대답하는 부모는 찾아보기 힘들다. 그러나 세상 모든 부모들이 원하는 아이로 키우기 위한 기본은 다름 아닌 오장의 건강에 있다. 내장이 튼실해야 신체가 건강한 아이로 자랄 수 있고, 비로소 학업에도 전념할 수 있는 것이다.

오장이란 간장, 심장, 비장, 폐장, 신장 다섯 개의 내장을 뜻한다. 서양의학에서 말하는 해부학 개념과는 조금 다르다. 오장의 건강은 성장과 밀접한 관계가 있다. 키가 잘 자라기 위해서는 무엇보다 몸이 건강해야 한다. 만일 내분비 질환이 없는데도 아이가 잘 자라지 않는다면, 오장의 상태를 점검해볼 필요가 있다.

아무리 많은 양의 물을 물동이에 채운다고 해도 항아리 곳곳에 금이 있고, 밑이 새고 있다면 물이 가득 찰 수 없다. 마찬가지로 오장에 질환을 달고 사는 아이에게 영양분과 에너지를 가득 채워주기란 쉽지 않은 일이다. 그런 아이에게 올바른 성장을 기대하는 것 또한 어렵다.

성장이 더딘 아이들을 살펴보면, 체질과 자란 환경에 따라 장기의 유형이 다르게 나타나는 것을 알 수 있다. 즉 어떤 아이는 소화기가 약해서 잘 먹지 못해 살이 붙지 못하고, 어떤 아이는 잘 먹는데도 불구하고 살만 찌고, 키는 자라지 않는다.

한의학에서는 이런 특별한 내부 장기의 기능 저하가 성장 장애에 중요한 원인이 될 수 있다고 보고 있다. 저하된 기능을 보충하는 것만으로 성장 잠재력을 회복할 수 있으므로 오장을 건강하게 하는 것은 물동이의 새는 금을 감쪽같이 메워주는 것과 같다.

오장 허약아, 키다리가 되기 어렵다

자, 그렇다면 이제 좀더 구체적으로 오장의 문제가 성장에 어떻게 걸림돌이 되는지 알아보자. 다음의 오장 허약아의 유형을 살펴보면서 내 아이는 어떤 상태인지 체크해 보자(더 자세히 알고 싶다면 264쪽 부록을 참고하세요).

첫째, 키가 잘 자라지 않는 아이들 중에 가장 많은 유형은 비계 허약아다. 비장 계통이 허약하여 소화 능력이 떨어지고, 이로 인해 영양 섭취가 부족해지는 경우다. 영양 섭취의 능력이 떨어져서 2차적으로 면역력과 체력 저하, 피로 및 무기력, 그리고 질병에 대한 저항력 등이 함께 떨어지는 상황이다.

이런 아이는 대개 얼굴색이 노랗고, 선명하지 않으며, 식욕이 없어 잘 먹지 않고, 잦은 복통이나 설사, 변비를 보인다. 체형이 마르고 비위가 약해 쉽게 토하며, 경우에 따라서는 헛바닥에 끼는 흰색 물질이 벗겨져 지도처럼 보이기도 한다. 이러한 증상들이 한꺼번에 나타나기도 하고, 한두 가지만 보이기도 한다.

비계 허약아는 평소 자극적인 음식이나 지나치게 찬 음식을 피하고, 담백하고 영양가 높은 음식 위주로 먹는 것이 중요하다. 식사를 거르지 않고 규칙적으로 하는 것도 꼭 챙겨야 할 일이다.

둘째, 심계 허약아를 들 수 있다. 안색이 창백하며 깊게 잠을 자지 못하고, 자다가도 깜짝깜짝 놀라는 경우가 많다. 평소 가슴이 두근거리는 증상을 자주 호소한다. 성격이 예민하고 신경질이 많으며 식은땀을 잘 흘리고, 주의가 산만하다는 지적을 받기도 한다. 정서적으로 안정된 생활을 할 수 있는 환경을 만들어주는 것이 중요하며, 자극적인 소리나 영상물을 피하는 것이 좋다.

셋째, 폐계 허약아이다. 얼굴은 흰 편이며 땀이 많고, 땀을 흘리고 나면 쉽게 피곤해 한다. 감기 같은 호흡기 질환에 걸리기 쉽고, 한 번 걸리면 쉽게 낫지 않는다. 평소 온도 변화에 민감하며 알레르기 성향을 가지고 있어서 피부염이나 비염, 아토피, 천식 등의 증세를 나타낸다. 폐계 허약아 역시 성장 장애를 일으키는 경우가 많은데, 이는 호흡기의 저항력 저하로 이어진다. 평소 기후 변화에 잘 적응할 수 있도록 충분한 수면과 휴식을 하고, 무엇보다 피곤해지지 않는 것이 중요하다.

넷째, 간계 허약아다. 쉽게 피로를 느끼고 다른 아이들에 비해서 잘 지치는 편인데, 특히 눈이 자주 피곤하며 시력이 좋지 않은 경우가 많다. 손톱이나 발톱이 거칠고 잘 부러지며, 어지럼증을 자주 호소하고 코피가 자주 나기도 한다. 짜증이 많은 편으로 쉽게 화를 내곤 한다. 팔다리가 자주 저리고, 근육이나 관절이 자주 아프며 쉽게 피로해진다.

다섯째, 신계 허약아로, 눈 주위가 쉽게 붓고, 허리나 무릎이 이유 없이 아프다. 오줌을 가릴 나이인데도 밤에 오줌을 싸는가 하면, 늦게까지 대소변을 가리지 못하기도 한다. 또한 비뇨 생식기계의 질환에 비교적 쉽게 걸린다. 머리카락이 윤기가 없고 힘이 없으며, 체구가 전반적으로 작은 편이다. 몸을 따뜻하게 하고, 운동을 규칙적으로 하는 것이 좋다.

이처럼 허약아들은 상태에 따라 차이가 있다. 식생활 개선만으로 좋아지는 경우가 있는가 하면, 경우에 따라서는 치료가 필요하다. 큰 변화는 작은 노력들이 모여서 만들어진다. 이 원칙은 성장 치료에 있어서도 마찬가지나. 작은 변화들이 대산 같은 변화를 만드는 원동력이 됨을 기억하자.

아이의 자세 속에 숨어 있는 키를 찾아라

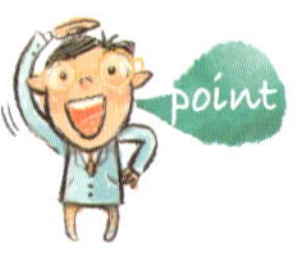

나쁜 자세 때문에 키가 못 자라는 걸 아세요?
구부정한 몸, 비뚤어진 자세만
교정해도 달라집니다!

지팡이가 필요한 아이들

우리가 어릴 때만 해도 할아버지가 지팡이에 몸을 의지하는 모습을 자주
볼 수 있었다. 그런데 최근에는 그런 모습을 보기 힘들다. 영양 상태가
좋아지고, 미리 운동으로 몸을 챙긴 덕이 아닐까.

오히려 청소년기의 아이들을 보면서 '지팡이가 필요한 게 아닐까? 라
는 생각이 든다. 이제 바른 자세를 가진 아이는 사막에서 바늘 찾는 것보
다 힘들어졌다. 마치 약속이라도 한 듯 허리는 구부정하고, 목은 거북이
처럼 앞으로 쭉 빠져 있으며 걸음걸이도 흐트러졌다. 지금 당장, 무심히

앉아 있는 아이의 자세를 살펴보면 등이 굽고 목이 튀어나온 모습을 쉽게 발견할 수 있다. '대한민국의 미래인 아이들이 지팡이를 짚고 다닌다?' 생각만 해도 가슴이 답답해진다.

성장과 관련된 주요 인자 중 하나는 척추, 즉 척추 뼈가 연결된 기둥과 다리의 길이다. 한마디로 척추와 다리가 어느 정도 자라는가에 따라 키가 결정된다. 척추와 다리의 성장에는 다름 아닌 바른 자세가 중요한 역할을 한다.

2000~2002년, 초등학생 2만 5,000명을 대상으로 한 조사에 따르면, 초등학교 5학년의 10% 이상이 척추 측만증의 증세를 보이는 것으로 나타났다. 척추 측만증이란 척추가 비정상적으로 좌우로 휘어 있는 상태를 일컫는다. 휜 척추는 단순히 키가 작아 보이는 문제로 끝나는 것이 아니라 발육 전체에 지장을 준다. 성장기 아이가 척추 측만증일 경우, 자라면서 악화될 수 있다. 보조기 착용이나 수술이라는 극단적인 처방이 필요한 경우도 있다.

그렇다면 왜 이런 문제가 생기는 것일까? 첫째, 환경이 문제다. 아이들의 발육 상태는 점점 서구화되고 있는데, 책걸상은 부모 세대에서 크게 벗어나지 못하고 있다. 하루의 대부분을 책걸상에서 보내고 있는 아이들에게 몸에 맞지 않은 가구를 제공하고 있으니, 아이들이 몸을 가구에 맞출 수밖에 없다. 또 지나치게 무거운 책가방이나 장시간 앉아서 생활해야 하는 환경, 운동량의 부족도 나쁜 자세를 만드는 이유로 꼽히고 있다.

아이들에게 "자세 좀 바로 할 수 없겠니?"라고 호통을 치지만 그것은 사실, 아이들의 잘못이 아니다. 아이들의 일상생활을 살펴보면 자세가 나빠질 수밖에 없다는 생각이 든다. 운동으로 근육과 골격이 튼튼해져야 하는 나이임에도 불구하고, 학원과 공부 때문에 운동할 시간조차 없다. 또한 비만을 일으키기 쉬운 식생활 패턴으로 척추나 관절의 스트레스도 심각하다. 무거운 책가방이 어깨를 짓누르고, 장시간 컴퓨터 앞에 앉아 있는 탓에 자세는 점점 더 흐트러진다.

가장 문제되는 것은 구부정한 자세다. 이는 척추 자체의 변형을 유발할 뿐만 아니라, 앞쪽에 분포하고 있는 많은 내장기관, 이를 테면 폐와 심장, 소화기관 등을 누르기 때문에 심폐 기능이나 소화 작용이 떨어질 수 있다. 또한 혈액 순환 및 림프 계통의 순환에도 나쁜 영향을 끼친다. 영양 공급이나 노폐물의 배출에 장애가 되므로 당연히 성장에도 악영향을 끼친다.

바른 자세는 모든 건강의 근본

반대로 바른 자세란 해부학적으로 모든 장기들이 제 위치에서 잘 운동할 수 있도록 여건을 마련해 주는 자세를 뜻한다. 바른 자세를 하면 집중력이 높아지고, 학습 능률이 올라가며 무엇보다 피로감을 덜 느끼게 된다. 즉 신체적, 정신적으로 최고의 컨디션을 유지하도록 도와준다.

특히 유의해야 할 것은 머리가 몸 앞으로 나오는 이른바 '헤드 포워드 포지션Head-forward position' 이 되지 않는 것이다. 이 자세는 위에서 말한 문제들을 만드는 원인이 될 뿐 아니라 척추, 어깨, 골반, 관절에 문제를 일으키기도 한다. 옆에서 보았을 때 얼굴이 앞으로 삐죽하게 나와 보이는 것, 어깨가 둥글게 보이는 것이 특징이다.

아이들은 자라면서 책상에 앉아 있는 시간이 더 많아진다. 때문에 앉아 있는 자세가 무엇보다 중요하다. 몸에 잘 맞는 책상과 의자를 고르는 것이 기본이다. 그리고 상체를 자연스럽게 세우고 의자 깊숙이 앉도록 한다. 다리를 꼬는 것보다 발바닥을 바닥에 대고 앉는 것이 좋고, 책을 책상에 내려놓기보다 독서대를 이용하는 것이 바른 자세를 유지하는 데 도움이 된다.

또 한 가지 자세를 너무 오래 하지 않도록 한다. 오랜 시간 같은 자세로 있다 보면 혈액 순환의 장애가 올 수 있으며, 근육이 피로할 수 있다. 30분 단위로 바꾸어주는 것이 적당하다.

바른 자세를 유지하기 위해서는 꾸준한 훈련이 필요하다. 아랫배에 힘을 주는 느낌으로 허리를 바르게 펴는 연습을 자주 해야 한다. 아이가 짜증을 내더라도 끈기 있는 연습을 통해 익숙해지도록 만들자. 원래 몸에 좋은 약이 입에는 쓴 법이다.

아동기, 특히 청소년기의 자세는 평생의 습관으로 굳어질 확률이 높으므로 충분한 대화를 통해 지도하는 것이 효과적이다. 예를 들어 "효리 언니나 전지현 언니처럼 키 크고 날씬한 몸매를 갖고 싶지 않아?"라고 아이가 동경하는 대상을 지목해 보는 것은 어떨까. 몸짱 바람이 아이들 세계에도 불고 있으니, 이것을 자극해 보자. 아이 스스로 자세에 대한 긴장감을 가지게 될 것이다.

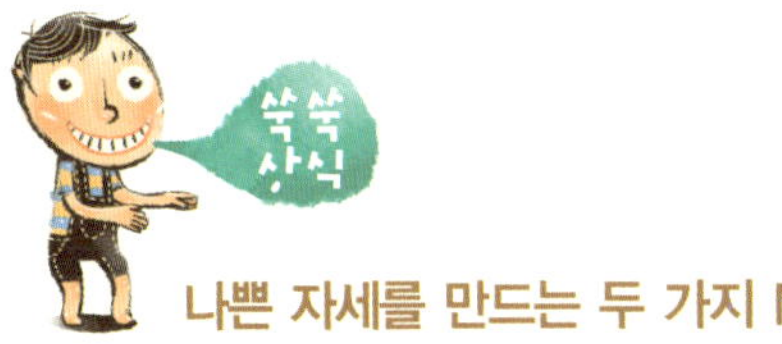

나쁜 자세를 만드는 두 가지 NG

1. 유아들의 보행기

사람은 태어났을 때는 척추가 밋밋한 형태이지만, 생후 1년 동안 S자 곡선이 생기는 엄청난 변화를 겪게 된다. 목의 C자 곡선은 백일 때부터 고개를 들 때까지 만들어지기 시작하고, 6~7개월 무렵 일어나 앉기 시작하면 등의 흉추 만곡이 생긴다. 요추 만곡은 손바닥과 무릎으로 기어다닐 무렵 생기기 시작해 일어나 걸으면 완성된다.

이런 과정들은 자연스럽게 아기의 발달 단계에 따라 이루어져야 한다. 그러나 준비가 안 된 아기를 너무 일찍 세운다거나 유모차나 보행기를 너무 많이 태우면 척추가 휘어지게 된다. 스스로 충분히 길 수 있게 하는 것이 좋다. 이 자세는 일어서기 전, 고관절을 단련하는 데 좋다. 고관절과 주변 근육이 튼튼하게 단련되지 못한 채 걷기 시작하면 골반이 몸의 중심을 잡기 어렵다.

2. 발에 맞지 않는 신발

신발에는 돈을 아끼지 말아야 한다. 아이들의 발은 쑥쑥 크기 때문에 신발이 작아지지는 않았는지 자주 살피고, 뒤꿈치와 발바닥의 아치 형태를 받쳐주는 부분이 단단하게 제작된 것을 골라야 한다. 발이 편안하고 발목을 잘 잡아주는 신발을 신어야 척추가 바로 설 수 있다. 피해야 할 신발은 바로 슬리퍼다. 슬리퍼를 신으면 발을 끌면서 걷게 되므로 걸음걸이와 자세가 상당히 나빠진다. 그러므로 슬리퍼는 실내용이나 욕실에서만 신는 것으로 인식하게 하는 것이 좋다.

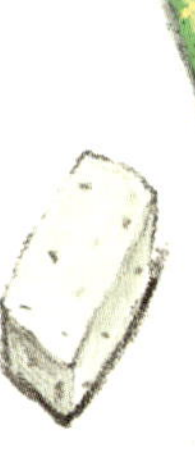

성장통은 병일까, 아닐까?

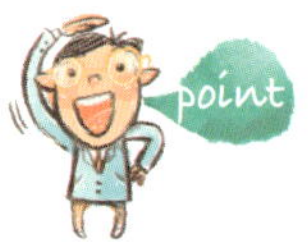

만 7세 이전이나 사춘기 무렵, 무릎이나 발목이 아픈 것이
바로 성장통입니다. 대부분 자연적으로 낫지만
오래 지속되면 치료를 받아야 합니다!

자라기 위해서는 한 번쯤 아프다

"큰일 났어요! 아이가 갑자기 걷지를 못해요. 다리가 아프다고 울고불고 하는데 큰 병이 생긴 게 아닐까요?"

밤잠을 이루지 못할 만큼 아프다고 울어대는 아이 때문에 한밤중에 응급실로 달려온 엄마의 얼굴에 걱정이 가득하다. 하지만 이런 상황에서는 여러 가지 검사를 해봐도 별 이상이 나타나지 않으며, 대부분 성장통으로 진단된다.

성장통은 만 7세 이전이나 사춘기, 즉 키가 갑자기 많이 자라나는 시기에 주로 나타난다. 성장판 주위에 있는 골조직의 주성분인 단백질과 칼슘이 부족하거나 근육이나 인대의 성장이 뼈의 성장을 따라가지 못하는 것이 원인이다. 한의학적으로는 어혈瘀血로 인한 순환 장애 때문에 생기는 일시적인 질환이라고 본다. 여기서 어혈이란 살 속에 뭉친 피를 말한다.

성장통은 주로 무릎, 발목, 손목, 팔꿈치, 어깨, 고관절 등 성장판이 있는 관절 주위에서 일어난다. 특히 무릎과 발목 주위에서 자주 일어난다. 통증은 밤에 가장 심하고, 아침에도 나타나지만 낮에는 별로 없는 것이 특징이다. 심하면 열이 나기도 해서 지켜보는 부모들로 하여금 '큰 병이 아닐까?' 하는 두려움이 들게 한다.

성장기에 있는 아이라면 누구에게나 나타날 수 있는 것이 성장통이다. 그러므로 침착하게 생각하자. 뼈는 열심히 자라는데 주위의 근육 조직이 함께 자라지 못한다면 올바른 성장이 일어나기 힘들다. 이때 생기는 것이 바로 성장통이다. 물론 일반적인 성장통은 극히 자연스러운 현상이며 시간이 지나면 저절로 낫지만, 치료가 필요한 경우도 있다. 척추가 휜다거나 흔히 말하는 오다리, 엑스다리가 이때 생긴다는 주장도 있다.

뼈가 아플 때는 칼슘 섭취가 중요하다

만일, 키가 많이 자라는 시기가 아닌데도 성장통 증세를 보인다면 뼈의 구성 물질이 부족한 것일 수도 있다. 이런 경우에는 반드시 치료를 받아야 한다. 단순히 '키가 크려는 것이겠지'라고 내버려둔다면 통증으로 인한 2차적인 문제 때문에 성장에 방해를 받을 수도 있다. 이처럼 시기에 맞지 않는 성장통이나 증세가 매우 심한 경우에는 전문의와 상담을 통해 적절한 방법을 찾아야 한다.

잘 자란다는 것은 근육, 뼈, 힘줄 등 모든 신체 구성요소가 같이 잘 자라는 것을 의미한다. 이를 위해서 가장 신경 써야 할 것은 균형 잡힌 식사다. 특히 성장통이 있을 때에는 뼈의 주성분인 단백질과 칼슘이 듬뿍 담긴 음식을 충분히 섭취하는 것이 좋다. 콩류, 생선류, 살코기, 우유, 두유, 미역, 멸치와 뱅어포 같은 뼈째 먹는 생선이 대표적인 식품이다.

또 가벼운 스트레칭을 통해 관절과 근육을 가볍게 풀어주는 것도 방법이다. 오래 달리기처럼 관절을 많이 자극하는 운동은 좋지 않으며, 지나치게 무거운 물건을 드는 일도 되도록 피하자.

소리 없는 방해꾼, 스트레스를 잡아라

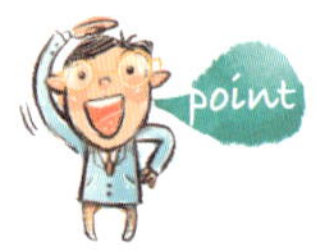

스트레스가 심해지면 성장 호르몬 농도가
정상 수치의 1/3 이하로 감소하고,
성장 호르몬 결핍 증세까지 보이게 된다는군요.

어리다고 스트레스가 없는 것은 아니다

생활 자체가 스트레스 덩어리라고 표현하는 어른들은 먹고 자는 것을 반복하는 아기를 보면서 이렇게 말한다.

"네가 무슨 걱정이 있겠니, 나도 너 같았으면 좋겠다."

모든 일을 다 해주는 시기이니 걱정거리며 스트레스가 있을 리 없다고 생각한다. 또 유치원이나 초등학교에 다니는 아이를 둔 부모들은 이렇게 이야기한다.

"모든 것을 다 해주는데, 조그만 것이 무슨 스트레스니?"

하지만 아기에게도 엄연히 스트레스가 있다. 스트레스가 어른에게만 있다고 생각하는 것은 편견이다.

우리 아이들을 한번 돌아보자. 욕심 많은 부모 때문에 초등학교 때부터 조금씩 입시 경쟁에 내몰린다. 그러다 보니 인생에 대해 진지하게 생각해볼 틈 없이 공부만 강요당하고 있다. 왜 공부를 해야 하는지, 자신이 정말 하고 싶은 일이 무엇인지 알지도 못한 채 공부만 하고 있다. 게다가 친구들과 마음껏 뛰어놀 시간조차 허락되지 않는 편이라 스트레스를 풀 기회는 턱없이 부족하다. 그러니 스트레스는 점점 눈덩이처럼 불어간다. 그렇다면 이렇게 늘어만 가는 아이들의 스트레스는 성장 호르몬에 어떤 영향을 미칠까.

스트레스는 병을 키우는 주범

스트레스를 받으면 음식물의 소화와 흡수가 잘 이루어지지 않고, 맥박이 빨라지며, 혈압이 상승하는 등 몸 전체가 나빠진다. 또 마음이 우울해지고, 허탈해져 자율 신경계에 이상이 생기기도 한다. 그 결과 성장 호르몬의 분비가 비정상적으로 변해 혈액 속의 성장 호르몬 농도가 정상 수치의 1/3 이하로 줄어든다. 그럼, 스트레스를 풀기 위해서는 어떻게 해야할까? 우선, 평상시에 안정된 마음을 가져야 한다.

그러기 위해서는 모든 일을 스스로 결정하며, 긍정적인 생각과 규칙적인 생활이 필요하다. 친구들이나 부모와 관계를 돈독하게 만들고, 적절한 운동을 통해 심신을 단련하는 것도 중요하다.

우리 아이 숨겨진 키를 찾아주세요!

모든 일에는 동전처럼 양면이 있다. 보는 시각에 따라 긍정적이기도 하고, 부정적이기도 하다. 똑같은 일에 대해 어떤 사람은 '잘되겠다' 라고 생각하는 반면, 어떤 사람은 '어렵겠다' 라고 생각한다.

우리가 스트레스를 받는 이유는 어떤 상황에 처했을 때, 부정적으로 받아들이는 사고 혹은 감정적인 습관 때문이다. 모든 일에는 긍정적인 면이 있고, 조금만 차분하게 생각해 보면 누구나 발견할 수 있다. 그러므로 아이가 모든 일의 긍정적인 면을 찾도록 훈련시키자. 그것은 습관이 되고, 결국 모든 일을 긍정적으로 바라보는 마음을 가지게 된다.

또 다른 방법은 스트레스를 해소할 수 있는 자신만의 방법을 계발하는 것이다. 가장 쉬운 것은 아이가 좋아하는 음악을 듣도록 하거나 잠을 푹 자도록 도와주는 것이다. 영화, 스포츠 경기를 관람하거나 유명 가수의 콘서트를 함께하는 것도 좋다.

그런데 사람들이 스트레스를 받는 상황을 보면 몸도 마음도 피곤한 상태일 때가 많다. 몸이 피곤하니 만사가 귀찮다는 느낌이 드는 것이다. 특히 요즘 아이들은 많은 시간을 책상 앞에서 지내기 때문에 몸과 마음이 무겁기 일쑤다.

이때 가장 좋은 것이 운동이다. 자신의 몸에 꼭 맞는 운동은 몸과 마음을 상쾌하게 만드는 최고의 시간이다. 성장기 아이들이 운동을 생활화하면 스트레스 해소는 물론, 혈액 순환이 촉진되고 뼈와 근육에 적당한 자극이 가해져 건강해짐과 동시에 키도 크는 1석 3조의 효과를 얻을 수 있다.

평생 클 키가
방학 때 다 큰다고?

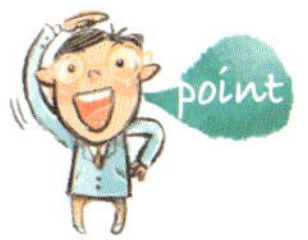

봄에 비해 겨울은 성장이 더딘 편입니다.
그런데 겨울방학을 키 크는 시즌으로
만들 수 있는 방법이 있답니다!

겨울방학, 추울수록 밖으로 나가보자

요즘 아이들은 어른들보다 더 바쁘게 하루를 보낸다. 2~3군데 학원은 기본이고, 밤늦게 집에 돌아와 숙제를 한 뒤에야 잠자리에 든다. 초등학교에 다니는 아이들에게서 고3 수험생의 모습을 보는 것도 이 때문이다. 아이에게는 아이다운 생활이 필요하다. 하지만 현실은 어른보다 더 바쁜 생활 때문에 스트레스와 운동 부족, 영양의 편중, 과도한 컴퓨터 사용, 수면 부족에 시달리고 있다.

아이들이 그나마 한숨 돌릴 수 있는 시기가 바로 방학이다. 그러므로 이 시기에 충분한 휴식과 재충전을 해야 한다. 미뤄두었던 취미 생활과 운동을 하고, 공부에 대한 스트레스에서 벗어나도록 만들어줘야 한다. 그러나 아쉽게도 어른들은 행복한 휴식기인 방학마저 공부를 위해 몸과 마음을 다하도록 부추기고 있다.

방학마저 집중 학습기로 채우려는 부모들을 위해 성장기 아이들의 방학 기간 활용법을 소개하고자 한다. 특히 추위 때문에 뛰어놀기조차 어려운 겨울방학은 공부 방학이 되기 쉽다. 하지만 키 큰 아이를 만들고 싶다면, 바로 이 겨울방학을 활용해야 한다.

겨울에는 모든 동식물의 성장이 더디거나 멈춘다. 사람도 마찬가지여서 겨울방학은 키가 잘 자라지 않는 시기로 꼽힌다. 그러나 바로 이 시기를 잘 활용하면 오히려 다른 때보다 혹은 다른 아이들보다 눈에 띄게 성장할 수 있다.

만 7세부터 사춘기 이전에는 1년에 5~6cm 정도 성장을 하므로 계절마다 1.3~1.5cm 정도 자란다고 할 수 있다. 하지만 통계를 보면 봄에는 1.7cm로 평균을 넘는 성장을 하는 반면, 겨울은 1~1.3cm에 그쳐 겨울에 성장이 더디다는 것을 알 수 있다. 날씨가 따뜻한 봄과 여름에는 식욕이 왕성하고 운동도 많이 하는 반면, 추운 겨울에는 컴퓨터나 TV만 끼고 사니 활동량이 눈에 띄게 줄어든다. 이때 규칙적인 생활과 꾸준한 운동, 충분한 영양 섭취를 하면 다른 아이들보다 훨씬 더 자랄 수 있다. 남들이 아무것도 하지 않을 때 우리 아이는 반대로 열심히 운동을 시켜보자. 추운 때일수록 움직이는 센스가 필요하다.

계속 앉아 있으면 키가 클 수 없다

키가 쑥쑥 크려면 성장판이 닫히기 전, 즉 되도록 어릴 때 자극해 주는 것이 필요하다. 무엇보다 걷고, 뛰고, 점프하는 등 다리에 적당한 충격을 주는 것이 중요하다. 농구 선수의 경우, 키가 커서 농구를 시작하는 경우도 있지만, 농구를 하다 보니 키가 커지기도 한다.

그렇다고 아이에게 "키가 커야 하니까 운동을 열심히 해라"라든가 "키 크는 데 줄넘기가 좋으니까 하루에 2백 번씩 해라"라고 말한다면 계속할 리 없다. 재미를 느낄 수 없기 때문이다. 그러니 말로 강요하기보다 밖에 나가서 놀 수 있는 환경을 조성하는 것이 좋다. 친구들과 햇빛 아래서 뛰어놀다 보면 아이도 즐겁고, 자연스럽게 키도 클 것이다. 밤에는 자면서 음혈陰血이 보충되어야 키가 자라고, 낮에는 햇빛을 통해 양기陽氣를 받아야 뼈가 단단해진다. 햇볕을 쬐면 몸에서 비타민 D가 만들어져 뼈를 튼튼하게 해주기 때문이다.

과거에는 해가 질 때까지 밖에서 놀 수 있었지만, 요즘은 해가 져도 학원 책상 앞에 앉아 있거나 놀이를 한다고 해도 겨우 블록 쌓기나 컴퓨터 게임 등 앉아서 하는 경우가 많다. 게다가 키를 키우기 위해 하루에 1000ml 가까운 양의 우유를 마시고, 온갖 몸에 좋은 것들을 챙겨 먹다 보니 비만으로 이어지기 쉽다.

성장이 더딘 겨울방학일수록 운동이 꼭 필요하다. 아이들이 신나게 뛰어놀 수 있는 분위기를 만들어주는 것, 이것이 공부보다 우선시해야 할 방학 과제이다.

매일매일 운동으로
한 뼘 더 키우기!

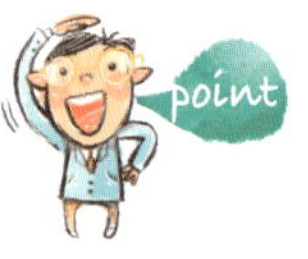

모든 운동이 성장에 도움이 될까요?
대답은 NO! 방해가 되는 운동도 있답니다.

운동, 제대로 알고 하자

잘 크기 위해 운동을 열심히 해야 한다는 것은 누구나 알고 있다. 매일 규칙적인 운동은 우리 몸 안의 성장 호르몬의 분비를 왕성하게 한다. 즉 성장 호르몬은 항상 같은 양으로 분비되는 것이 아니라, 자극적인 운동을 한 이후에 많이 분비되어 활성도가 높아진다. 뿐만 아니라 성장판을 자극해서 뼈와 근육의 성장을 촉진한다.

하지만 운동이라고 해서 무조건 성장에 도움을 주는 것은 아니다. 방해가 되는 운동도 있다. 독일의 생물학자 루는 '신체는 적당하게 사용하면 성장하지만, 사용 정도가 너무 강하거나 약하면 오히려 나빠진다' 는 루의 법칙을 제시했다. 즉 적당한 강도의 운동을 하는 것이 발육을 촉진시킨다는 말이다. 성장에 도움이 되는 운동은 전신의 관절을 골고루 사용하고, 성장판을 지속적으로 가볍게 자극할 수 있어야 하며, 강도가 비교적 낮아서 장시간 해도 무리가 없어야 한다. 지나치게 과격한 운동이나 장시간의 무리한 운동은 바람직하지 못하다.

그렇다면 까다로운 조건을 모두 만족시키는 운동에는 어떤 것이 있을까. 가벼운 조깅이나 장시간 걷기, 스트레칭, 줄넘기, 축구, 농구, 배구, 테니스, 수영, 사이클, 스케이트, 태권도, 스키, 무용 등을 들 수 있다. 한 종목을 선택해서 집중적으로 하는 것도 좋다.

연부 조직이 중요하다

뼈의 성장과 더불어 빼놓을 수 없는 중요한 요소가 바로 연부 조직이다. 그렇다면 과연 연부 조직이란 뭘까. 쉽게 말해 뼈는 우리 몸의 형태를 유지하기 위해서 없어서는 안 되는 구조물이지만, 연부 조직 없이는 잠시도 서 있기 힘든 막대기에 불과하다. 뼈들을 서로 안정되게 연결해 주는 조직이 흔히 말하는 인대고, 인대로 단단하게 연결된 뼈들을 움직이게 하는 것이 근육과 힘줄이다. 즉 연부 조직은 인대, 근육, 힘줄 이 세 가지를 의미한다. 인대는 뼈를 연결하는 역할만 하며, 뼈를 움직이는 구조물인 근육과 힘줄이 성장과 깊은 관련이 있다.

뼈는 잘 자라는데, 주변에 있는 근육과 힘줄이 자라지 않는다고 생각

우리 아이 숨겨진 키를 찾아주세요!

해 보자. 뼈들이 똑바로 자랄 수 있을까. 아마 구부러지고 휘어지는 등 많은 문제가 생길 것이다.

운동과 체조는 연부 조직들이 뼈 성장을 방해하지 않고 잘 자랄 수 있도록 하는 데 중요한 역할을 한다. 특히 한참 자라나는 시기에는 규칙적인 운동도 중요하지만 키 크기 체조, 즉 스트레칭을 빼놓아서는 안 된다. 스트레칭이란 말 그대로 펴서 늘려주는 것이다. 그렇다고 지나치게 잡아당길 필요는 없다. 가볍게 정상적으로 늘어나는 자세를 10~15초 정도 유지하는 것만으로 충분한 효과가 있다. 특히 늘 앉아서 생활하고 구부정한 자세를 유지하는 아이의 경우 엄마, 아빠와 함께 쭉쭉이 체조를 해 보자. 분명 효과가 있을 것이다.

피해야 할 운동

이와 달리 성장에 좋지 못한 영향을 끼치는 운동에는 어떤 것이 있을까. 전신의 관절을 사용하기보다 특정 부분을 집중적으로 사용하거나 강화시키는 경우, 과도한 자극으로 성장판의 손상을 가져오는 경우, 운동의 강도가 지나치게 높은 경우다. 역도, 기계체조, 씨름, 레슬링, 유도 등이 여기에 해당한다. 물론, 이런 운동이 키를 작게 만드는 것은 아니지만, 정상적인 성장을 방해할 수 있으므로 피하는 것이 좋다. 사실, 운동 종목만으로 성장에 도움이 되고 안 되고를 판단할 수는 없다. 성장에 도움이 되는 운동이라도 한두 번 하는 것만으로는 효과를 볼 수 없으며, 즐거운 마음으로 꾸준히 하는 것이 중요하다.

성장을 돕는 경혈점을 찾아라

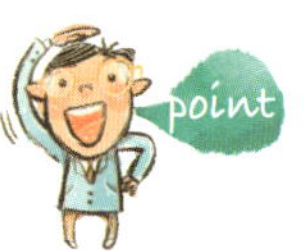

키 크기에 도움을 주는 경혈점을 찾아볼까요?
꾸준한 지압은 부작용 없이 성장을
촉진시키는 효과가 있답니다!

집에서 손쉽게 키를 키우는 방법

아이가 잘 자라지 않아 걱정이 돼도 병이 아니라면 치료를 받는 일이 쉽지 않다. 열이 난다거나 배가 아픈 것도 아닌데 "키가 잘 크지 않으니 학원에 가지 말고 병원에 가서 치료받자"라고 말하면 아이는 거부 반응을 보일 것이다. 그러므로 성장에 도움이 되는 음식을 먹게 하고, 틈이 날 때마다 운동하도록 도와주는 생활 속의 전략을 실천하는 것이 가장 좋은 방법이다.

시간과 비용을 절약하면서 집에서 손쉽게 할 수 있는 방법 중 하나는 다름 아닌, 손가락으로 정해진 부위를 눌러주는 '지압법'이다. 매일 시간을 정해 놓고 꾸준히 하면 효과를 거둘 수 있다.

지압은 몸의 특정 부위를 자극해서 문제가 있는 부위의 혈액 순환을 촉진시키고 뭉쳐 있는 것을 풀어주는 치료법이다. 부작용 없이 누구나 쉽게 할 수 있다는 것이 장점이다. 이제까지 수많은 의료기기가 발명되었지만 사람의 손만큼 좋은 치료기기를 만들어낼 수 없었다. 특히 성장 치료의 경우 꾸준한 관리가 필요하기 때문에 언제, 어디서나 손쉽게 할 수 있는 지압은 효과 만점의 치료법이다. 또 한의학에서 이용하는 치료점, 즉 경혈을 지압의 자극점으로 사용하면 효과를 높일 수 있다.

한의학에서는 우리 몸의 여러 장기들의 이상을 확인하고 치료하기 위해 팔꿈치와 무릎 이하의 부위에 중요한 경혈들을 선정해서 '오수혈五輪穴'이라고 부르고 있다. 오수혈은 성장 장애의 상태에 따라 자극할 부위가 달라진다. 특정 장기가 허약해서 성장이 잘 안 되는 경우에 효과가 높다. 경우에 따라서는 전문의의 자문을 구해야 한다.

이것만은 알고 지압하자

피곤할 때, 소화가 안 될 때, 지압이 도움을 주는 것처럼 성장을 위한 지압 요령을 배워두고 꾸준히 하면 좋은 효과를 기대할 수 있다. 단, 집에서 아이들에게 할 때는 몇 가지 유의사항이 있다.

우선, 너무 세게 자극하지 말아야 한다. 강도가 너무 강하면 연부 조직에 손상이 생길 수 있다. 피부가 약간 불그스름해질 정도가 좋으며, 아로마 오일이나 피부에 자극이 없는 오일을 이용하는 것도 좋다. 또 지압을 하는 사람이나 받는 사람 모두 컨디션이 좋을 때 하는 것이 좋다. 화가 났을 때, 마음이 우울할 때 하는 지압은 해로울 수 있다. 그리고 아이가 싫어하는 경우에는 억지로 하지 말아야 한다. 대신, 원적외선 패치를 이용해서 호기심을 자극해 보자. 단시간에 효과를 기대하지 말아야 한다. 지압은 꾸준히 하는 것이 중요하며, 적어도 3~4개월 이상 계속해야 한다.

자, 그렇다면 이제 요령을 배워보자. 지압은 3초 정도 자극을 줄 부위를 찾는 과정과 10초 정도 지긋하게 누르는 과정, 다시 3초에 걸쳐 천천히 떼어내는 과정으로 나눌 수 있다. 누르는 자극은 불쾌하지 않을 정도면 충분하며, 지나치게 강한 자극은 통증을 유발할 수 있으므로 주의한다. 보통 한 부위를 6~7번에 걸쳐 하고, 10~20분 내외로 하는 것이 좋다. 지나치게 오래 하면 아이가 지칠 수 있다. 지압을 하고 난 뒤에 원적외선 패치를 붙여주면 지속적인 효과를 기대할 수 있다. 단, 지압은 반드시 패치를 떼어낸 상태에서 해야 한다.

우리 아이 숨겨진 키를 찾아주세요!

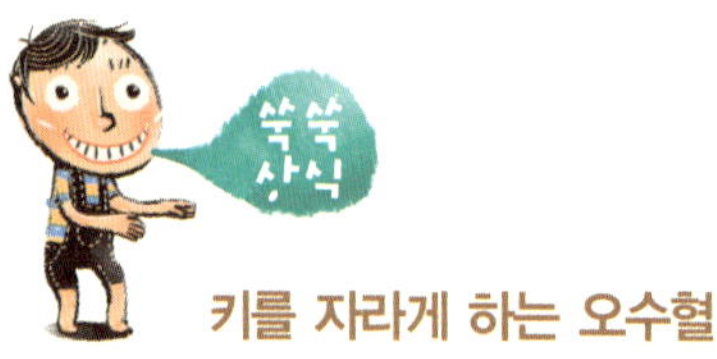

키를 자라게 하는 오수혈

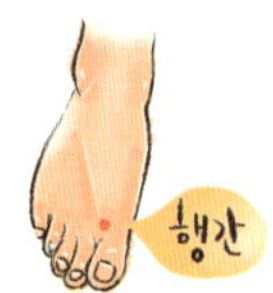

첫째, 행간行間이다. 엄지와 두 번째 발가락 사이를 쭉 더듬어 올라가다 보면 약간 옴폭 들어간 느낌이 드는 곳이다. 그 지점보다 약간 엄지 쪽을 자극해 주는 것이 효과적이다.

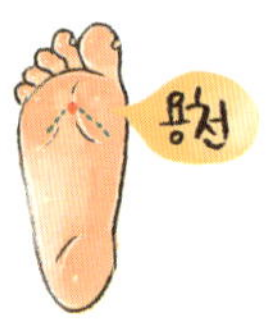

둘째, 용천龍泉이다. 발바닥에 있는 급소로, 발가락 다섯 개를 한 번에 구부릴 때 발바닥 정 중앙에 움푹하게 파이는 부분이다. 자극이 강하면 아플 수 있으므로 주의한다.

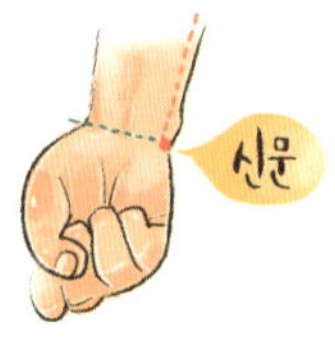

셋째. 신문神門이다. 예민하고 걱정이 많아서 잠을 잘 자지 못하는 사람에게 안정감을 줄 수 있다. 주먹을 쥐고 손목을 구부렸다 폈다 할 때 움직이는 힘줄 약간 안쪽으로 오목하게 들어간 부위를 자극하면 된다.

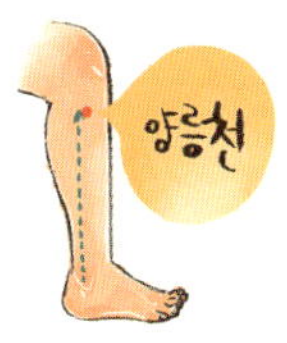

넷째, 양릉천陽陵泉으로, 다리의 길이를 늘리는 효과가 있으며, 성장통 해소에 좋다. 무릎 아래 바깥쪽으로 툭 튀어나온 부분 약간 아래의 앞쪽에 있는 오목한 부분이다. 세게 누르면 신경의 손상으로 후유증이 있을 수 있으니 조심해야 한다.

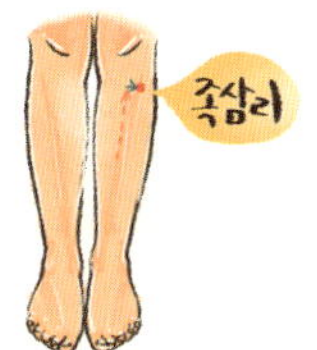

다섯째, 족삼리足三里다. 역시 다리 성장에 중요한 경혈로, 성장통에도 도움을 준다. 정강이 앞쪽의 뼈를 더듬어 올라가다가 툭 튀어나온 부분에서 약간 바깥쪽으로 오목한 부위를 찾으면 된다. 소화기에 문제가 있는 아이들에게도 좋다.

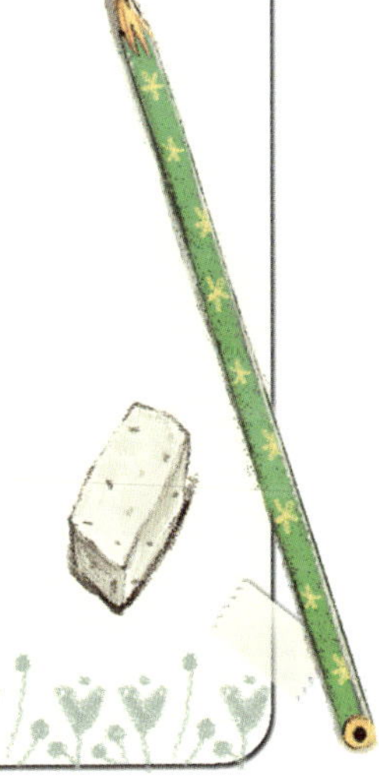

빨간 신호등 음식 VS 초록 신호등 음식

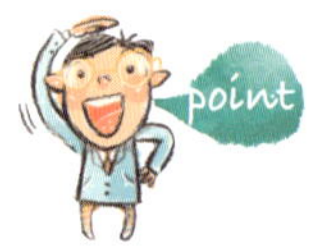

건강을 위한 해답은 밥상에 있습니다.
그렇다면 키 크기를 위한 해답은?
오호! 그것도 밥상에 있군요.

좋은 재료가 있어야 튼튼한 집을 지을 수 있다

먹고사는 일이 어렵던 시절에는 먹는 문제에 집중할 여유가 없었다. 그저 무엇이든 먹을 수 있다면 만족했다. 그런데 다시 돌아보면 보릿고개, 그 까마득한 시절에 먹었던 음식들이 건강 음식이라는 생각이 든다. 잡곡밥에 두부와 콩나물, 가끔씩 올라오는 생선, 된장찌개와 상추쌈은 이 시대에 꼭 필요한 웰빙 음식이다. 더구나 요즘처럼 먹을거리가 풍성한 시대에 음식을 걱정하고 있는 것을 보면 많다고 무조건 좋은 것은 아니라는 생각이 든다.

하나의 집을 짓기 위해서는 철근도 필요하고, 시멘트도 필요하고, 목재도 필요하다. 아이의 몸도 마찬가지다. 성장을 위해서는 다양한 영양소가 필요하다. 몸이라는 집을 짓기 위해서는 골격을 이루는 철근도 필요하고, 연부 조직을 이루는 시멘트도 필요하고, 머리카락이나 혈액의 성분이 되는 여러 가지 물질이 필요하다. 또 다양한 부자재도 갖추고 있어야 한다. 그런데 집을 짓는 데 사용하는 중요한 자재들을 질이 떨어지는 것으로 사용하면 어떻게 될까? 아마 그 집의 수명은 장담할 수 없을 것이다.

방해꾼 음식들을 멀리하자

성장기의 아이들에게 있어 음식이란 단순히 '무엇이라도 먹기만 하면'의 문제가 아니다. 나쁜 음식은 건강과 성장에 해를 줄 뿐 아니라 골고루 영양소를 섭취할 수 있는 기회마저 잃게 만든다. 그렇다면 요즘 아이들이 즐겨 먹는 것 중에서 성장을 방해하는 음식에는 어떤 것이 있을까?

첫 번째 주범은 역시 탄산음료다. '백해무익百害無益'이라는 수식어를 당당하게 붙일 수 있다. 한번 탄산음료의 맛을 본 아이들은 그 맛에 쉽게 빠진다. 또 평소 아이들이 먹는 탄산음료의 양은 의외로 많은 편이다. 심해지면 중독 현상까지 나타나기 때문에 끊기가 힘들다.

탄산음료에는 상큼한 청량감을 내기 위해 인산염이 들어 있다. 인산염은 녹을 제거하는 데 사용하는 물질이다. 그렇게 강한 힘을 가지고 있으니 아이 몸에 들어가서 칼슘을 녹이는 것은 당연한 일이다. 그래서 치

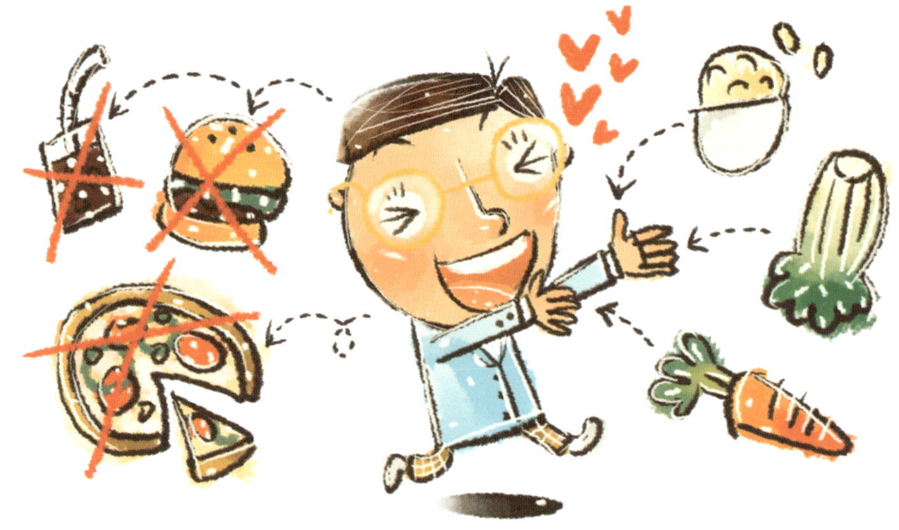

아가 나빠지고 심지어 두개골이 약해져 두뇌 활동에 악영향을 미치기도 한다. 키가 크려면 뼈가 튼튼해야 하는데, 뼈를 깎아내리는 성분을 섭취하면서 성장을 기대할 수 있을까?

인산염을 과잉 섭취하면 몸에 필요한 칼슘, 철분, 아연 등이 몸 안에 흡수되지 않고 빠져나갈 뿐만 아니라 공격적인 성격이 되기 쉽고, 집중력이 떨어진다는 연구 결과도 있다. 뿐만 아니라 탄산음료는 위궤양과 소화 장애를 일으켜 좋은 영양소의 섭취를 방해한다.

또한 아이들을 유혹하는 탄산음료의 알록달록한 색은 색소로 만든 것이다. 색소는 발암성을 가지는 것이 많으며, 몸속에서 다른 첨가제와 합성되어 여러 가지 위험을 불러일으킨다. 또 다른 문제는 당분이 많아 소아 비만, 소아 당뇨병의 원인이 되는 것이다. 한마디로 살만 찌울 뿐, 성장은 완벽하게 방해한다.

두 번째 주범은 당분이다. 에너지원으로 꼭 필요한 성분이지만 섭취하는 형태에 따라 성장에 해를 미치기도 한다. 가장 대표적인 예로 설탕을 들 수 있다. 설탕을 많이 섭취할수록 몸 안의 비타민과 미네랄 같은 귀중한 영양소는 없어진다. 또한 뼈를 약하게 하며 면역력이 떨어져 각종 질병의 원인이 될 수 있다. 뿐만 아니라 미각과 위장 운동을 둔화시켜 올바른 식습관을 방해한다. 어려서 설탕을 많이 먹을 경우 성인이 되어서 설탕에 중독될 위험이 높다. 한번 익숙해진 사람은 점점 더 강도 높은 단맛을 찾기 때문이다.

성장을 방해하는 또 다른 음식은 각종 패스트푸드, 인스턴트식품 및 첨가물들이다. 패스트푸드나 인스턴트식품에는 염분이나 카페인, 타닌, 그리고 이름 모를 발색제, 조미료, 방부제, 향신료들이 많은 양 들어 있다. 그 재료들을 나열하는 것만으로 등골이 오싹해진다.

게다가 아이들이 즐겨 먹는 과자나 식품에는 많은 양의 염분이 들어 있다. 염분은 위점막을 자극하고, 더 나아가서는 위궤양과 위암의 원인이 되기도 한다. 또 고혈압이니 뇌혈관 질환을 일으킬 수 있다. 위장의 기능이 저하되면 어떤 영양분을 섭취하든 몸에 흡수가 잘 되지 않기 때문에 성장이 늦어지는 것은 너무나 당연한 일이다.

우리 아이 숨겨진 키를 찾아주세요!

또 초콜릿이나 커피 맛 아이스크림에는 카페인이 다량으로 함유되어 있다. 어떤 초콜릿은 콜라의 10배에 가까운 카페인이 들어 있다고 한다. 카페인은 몸속의 칼슘을 몸 밖으로 내보내는 일을 하기 때문에 뼈를 약하게 하고 성장을 방해한다. 어려서부터 이런 입맛에 길들여지면 자연 상태의 음식을 먹지 않게 되고, 영양의 불균형은 심각해질 수밖에 없다.

도움이 되는 음식들을 가까이 하자

아이들의 성장을 방해하는 빨간 신호등 음식에 대해 배웠으니 이제 초록 신호등 음식에 대해 알아보자. 성장을 도와주는 음식에는 어떤 것들이 있을까.

성장을 위한 필수 성분으로는 단백질을 꼽을 수 있다. 단백질은 하루에 최소한 체중 1kg당 1g 이상을 섭취해야 한다. 즉 체중이 30kg이면 하루에 30~50g 정도의 단백질이 필요하다. 특히 하루에 필요한 단백질 중에서 1/3 정도는 동물성 단백질로 섭취하는 것이 좋다. 닭고기, 돼지고기, 소고기를 자주 먹을 때는 기름기를 빼고 살코기만 먹는 것이 좋으며, 닭고기는 튀김보다 삶아서 먹도록 하자. 또 고기를 먹을 때는 채소를 함께 먹는 습관을 기르자.

특히 육류보다 생선을 권한다. 생선은 일주일에 3회 이상 먹는 것이 좋고, 달걀은 조금 비싸더라도 유정란을 먹는 것이 좋다. 식물성 단백질도 충분히 공급해 주면 좋은데, 콩류는 40%가 단백질로 이루어져 있어 콩밥, 두부 등은 좋은 단백질원이 된다.

탄수화물 또한 필수 영양소다. 한국인의 경우 밥이 탄수화물의 주요 공급원이 되는데, 현미밥이나 콩을 넣은 잡곡밥이 좋다. 아이가 어리다면 소화력을 고려해서 현미 대신 5분도 쌀도 괜찮다.

지방은 생선 기름, 식물성 기름 등 불포화 지방산이 많은 것을 섭취하는 것이 좋은데, 식물성 기름 중에는 들기름과 올리브유가 적합하다. 대신 마가린이나 버터 등은 육류의 동물성 기름보다 좋지 않으므로 사용을 줄이는 것이 좋다.

뼈를 자라게 하기 위해서는 칼슘과 콜라겐이 꼭 필요하다. 더불어 마그네슘과 구리, 망간 등 소량의 미네랄도 중요하며 각종 비타민도 필요하다. 칼슘이 많이 들어 있는 것으로는 다시마, 미역, 김, 파래, 톳 등 해조류와 멸치, 빙어 등 뼈째 먹는 생선, 고등어, 대구 등 등 푸른 생선, 두부, 콩, 들깨, 참깨, 시금치, 무말랭이, 뽕잎 등을 꼽을 수 있다.

마그네슘이 많은 음식은 콩, 알곡의 껍질(현미, 통밀), 채소, 과일, 해조류 등이 있다. 비타민은 신선한 채소, 과일, 해조류에 많이 들어 있는데, 과일과 채소는 조금 비싸더라도 유기농법으로 재배한 것을 먹는 것이 좋다.

철분이 부족하면 빈혈이 생기고, 뇌로 가는 산소와 포도당의 공급이 적어져 학습 능력도 떨어지게 된다. 철분이 많은 음식으로는 시금치, 달걀노른자, 간, 깨, 콩, 멸치, 굴, 미역, 다시마, 김, 뽕잎, 녹황색 채소 등이 있다.

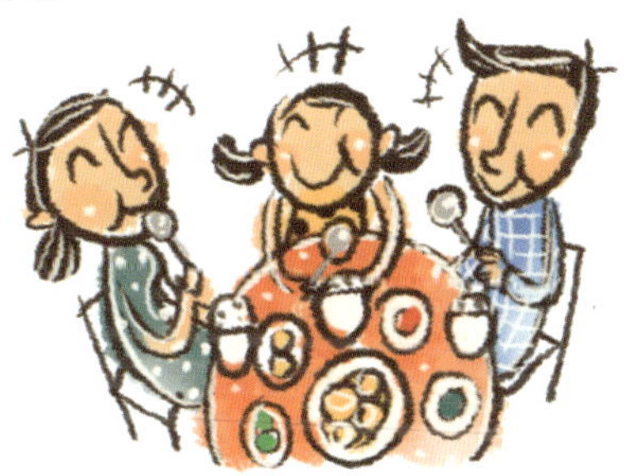

우리 아이 숨겨진 키를 찾아주세요!

매우 복잡한 것처럼 느껴지지만, 조금만 관심을 가지면 좋은 식재료들에 쉽게 눈을 뜰 수 있다. 식사를 준비할 때 생선과 콩 등 양질의 단백질, 비타민과 무기질이 풍부한 해조류, 녹황색 채소 한두 가지를 꼭 챙겨 넣는다면 영양 만점이다. 하루의 밥상이 아이의 성장과 건강을 위한 가장 좋은 처방전이 된다는 것을 잊지 말자.

아이의 미래를 바꾸는 밥상 개혁

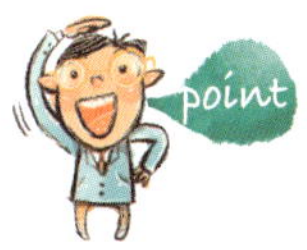

맛있는 음식보다 좋은 음식을 찾아
먹는 것이 성장의 지름길입니다.
참! 아침식사만 꼬박꼬박 챙겨도
달라질 수 있습니다!

음식 섭취도 습관이 중요하다

몸을 건강하게 하는 음식이 강조되고 있는 요즘이다. 그만큼 몸을 해치는 음식들이 쏟아지고 있는 것이 현실이다. 사실, 몸에 좋은 음식만 골라 먹는다는 것은 쉽지 않다. 좋은 음식보다 맛있는 음식에 길들여지는 것도 충분히 이해할 수 있다.

사람의 몸은 먹는 음식으로 이루어진다. 극단적으로 말하면, 우리가 먹는 음식들이 바로 자신이다. 따라서 양질의 음식을 섭취하면 양질의 몸이 되고, 질 낮은 음식을 섭취하면 그만큼 질이 낮은 몸이 된다고 할

우리 아이 숨겨진 키를 찾아주세요!

수 있다. 참 무시무시한 이야기다(물론, 그에 대한 평가는 조금씩 차이가 있을 수 있지만).

식습관이란 아직 아무것도 모를 때, 즉 되도록 어릴 때 잡아주는 것이 중요하다. 맛에 익숙해지거나 모든 습관이 굳어진 후에 고치려고 하면 어렵다.

보통 태어난 지 4개월이 지나면 이유식을 시작한다. 바로 이때 어떤 이유식을 하느냐에 따라 평생 입맛이 결정된다. 이 시기에 아이의 입맛을 최대한 담백하게 만들어줘야 한다. 재료 원래의 맛 그대로, 조미 단계를 최대한 줄여주는 것이 좋다. 그런 면에서 시중에서 파는 인스턴트 이유식은 권하고 싶지 않다. 특히 분말로 되어 있어 물에 타서 먹여야 하는 경우, 아이가 씹는 것을 싫어하게 만들 수 있고, 당분이 함유된 경우도 있으므로 피하는 것이 좋다.

짜고, 달고, 매콤한 자극적인 입맛에 길들여지는 순간부터 편식은 시작된다. 지금부터라도 아이의 입맛을 조금씩 바꿔보자. 6세보다 5세가 쉽고, 12세보다 11세가 쉽다. 대화가 통하는 나이라면 말로 설득시켜보자.

가족 모두가 변해야 한다

'떼를 쓰는 아이를 데리고 무슨 말을 하겠는가' 라고 포기해버린 부모들이 가장 많이 사용하는 방법은 윽박지르기다. 결국 아이는 이유도 모른 채 맛없는 음식을 강요당하고, 자신이 좋아하는 음식을 빼앗긴다고 생각한다. 자연스레 아이는 화를 내고 반항하게 된다. 이런 음식이 왜 나쁜

지, 많이 먹으면 어떤 결과가 오는지, 몸에 필요한 음식이 무엇인지, 필요한 음식을 먹지 못하면 어떤 변화가 생기는지, 튼튼한 몸을 가지면 왜 좋은지 설명이 필요하다. 아이가 납득해야 스스로 변할 수 있기 때문이다.

또 한 가지 중요한 것이 가족 전체의 변화다. 좋은 음식을 아이만 먹일 것이 아니라 온 가족이 먹어야 한다. 흔한 예로 잡곡밥이 좋다고 권하면 "아이 아빠가 싫어해서……"라고 말끝을 흐리는 경우가 있다. 엄마와 아빠의 식성은 그대로 아이에게 전해진다. 함께 노력하고, 공부하고, 바꾸어야 한다.

식성만큼 중요한 것이 식사의 규칙성이다. 가장 중요한 것은 아침식사인데, 요새 10명 중 8명은 아침을 먹지 않는다고 한다. 아침식사는 성장뿐만 아니라 뇌의 활동에도 매우 중요하다. 이때 알아두어야 할 것은 빵이나 우유, 시리얼은 정상적인 식사가 아니라는 것이다. 밥, 생선, 나물 등이 반찬일 때 '정상적인 식사'라고 말한다.

이쯤 되면 난감해 하는 엄마들이 많을지도 모르겠다. 피곤에 지친 아이들은 음식을 차려 놔봤자 먹지도 못하고 서둘러 학교로 달려가기 십상이다. 세수하고, 옷 갈아입을 시간만 남겨놓고 늦잠을 자는데다 바쁜 스케줄에 아침부터 입맛이 있을 리 없다.

일찍 잠자리에 들고, 일찍 일어나는 것은 성장기 아이들에게 너무나 중요한 생활 규칙이다. 적어도 식사 시간 30분 전에는 깨워서 움직이게 하사. 가장 좋은 방법은 아침식사를 온 가족이 모이는 시간으로 활용하는 것이다. 요즘은 각자 생활이 바빠지다 보니 온 가족이 모여 식사하는

우리 아이 숨겨진 키를 찾아주세요!

것이 힘들어졌다. 아침만이라도 다같이 모여 얼굴을 맞대고, 이야기를 나누는 시간을 가져보자. 영양뿐만 아니라 덤으로 얻는 것들이 많을 것이다.

밥상 개혁은 건강한 몸, 건강한 삶을 위한 기초 공사다. 그러니 이것을 통해 키 큰 아이를 만들 수 있는 것도 당연하다. 규칙적인 아침식사로 하루를 시작하고, 4~5시간 간격으로 필요한 영양소를 꼬박꼬박 공급해 준다면 불필요한 지방의 저장이나 영양소의 불균형은 있을 수 없다. 식사 시간을 규칙적으로 지키다 보면 우리 몸의 시계도 정확해진다. 몸 스스로가 영양소의 공급을 일정하게 요구하게 되고, 그 요구에 충실하게 부응할 때 올바른 성장이 이루어진다.

키 **안** 크는 아이, 병원에서 고칠 수 있을까?

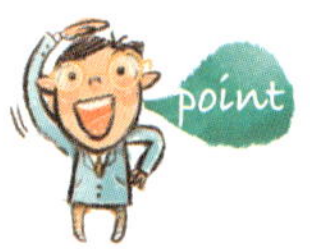

키 크는 약을 먹이는 것이 얼마나 효과가 있을까?
약이나 호르몬제, 영양제가 도움이 될까?

원인을 찾아야 치료가 가능하다

성장 클리닉을 찾는 부모들 중에는 자녀의 키를 무조건 크게 해달라고 하거나 키 크는 약을 지어달라는 사람들이 종종 있다. 물론, 성장 호르몬의 분비 자체에 문제가 있어서 호르몬을 직접 주입해 키를 키우는 경우도 있다. 하지만 치료를 목적으로 하는 경우를 제외하고는 이 방법을 사용하지 않는다. 그렇다면 시중에서 손쉽게 구할 수 있는 키 크는 약이 광고처럼 키를 크게 만들 수 있을까.

앞에서 말했듯이, 성장은 유전적인 요인과 환경적인 요인으로 나눌 수 있다. 유전적인 요인은 엄마, 아빠, 할아버지, 할머니 등 가족들의 키와 관계가 있는 것으로 고칠 수 있는 방법이 없다.

유전적인 요인이 좋은 아이든 그렇지 않은 아이든 간에 후천적인 70%의 성장 요건을 충족시켜주는 것이 성장 클리닉의 목표다. 농구 선수처럼 모두 커질 수는 없다고 하더라도 가지고 있는 성장 잠재력을 극대화시킬 수 있다면 기대 이상의 결과를 가져올 수 있다.

그러니 아이의 성장을 방해하는 요인이 무엇인지 알아내기도 전에 천편일률적으로 약이나 호르몬제, 영양제에만 의존한다면 기초 공사가 부실한 건물을 짓는 것과 다를 바 없다. 키 크는 데 좋다는 약을 무조건 먹이기보다 실제로 아이의 성장에 필요한 영양소가 무엇이며, 부족한 것은 무엇인지 알아내 보충해 줘야 한다. 아이의 식생활을 관찰하는 것만으로도 어느 정도 원인을 찾을 수 있겠지만, 요즘은 영양 상태를 평가할 수 있는 좋은 검사들이 많이 나와 있으므로 전문 기관을 통해 받아보는 것도 좋다.

성장을 위한 전문 치료법

보다 구체적인 성장 치료법에 대해 궁금해 하는 독자들을 위해 간단하게 소개하고자 한다. 그러나 이 치료법들이 모든 경우에 효과적인 것은 아니므로 반드시 전문의와 상담을 통해 내 아이에게 맞는 방법을 찾고, 그에 맞춰 선택하는 것이 바람직하다.

첫째, 한약 치료다. 성장에 문제를 보이는 아이들의 경우, 대부분 명확한 원인을 가지고 있다. 키가 잘 자라지 않는 아이들 중 대다수의 경우에 해당되는 것은 기능적인 이상이다. 이런 경우에는 약물 치료를 통해 고칠 수 있다. 반면, 어떤 특정 질환의 이상으로 문제를 보인다면 그 질환을 치료하는 것이 먼저다. 예를 들어 소화 불량, 식욕 부진, 만성 복통, 설사나 변비 같은 소화기 장애를 갖고 있거나 야뇨증, 당뇨병 같은 신장 계통의 질환이 있는 경우, 아토피성 피부염이나 비염 등의 알레르기성 질환으로 인해 성장 부진을 겪는 경우다.

보통 전문의가 처방한 성장을 촉진하는 한약은 각종 임상 실험이나 동물 실험 등을 통해 효과를 검증받은 물질로 조제된다. 그러나 한약 치료를 한다고 해서 아이의 키가 콩나물처럼 쑥쑥, 하루아침에 몰라보게 자랄 수 있다고 믿는 것은 금물이다.

성장 방해 요인들을 제거하기 위한 생활 속의 노력과 한약 치료를 병행하는 경우, 성장 상태가 한결 좋아진다는 것이 검증되었다.

여자 아이들의 초경이 빨라지는 경향도 한의학적으로는 음양의 균형이 깨지는 현상으로 해석한다. 너무 빨리 어른이 된 몸 때문에 남보다 빨리 성장이 멈춰버리는 것이다. 여자 아이라면 한약 치료를 통해 조기에 조절하면 성조숙증을 예방할 수 있다.

둘째, 침 치료다. 일반적으로 침을 통한 치료의 기본적인 의미는 '경락의 소통'이라고 한다. 우리 몸에는 365개 이상의 경혈이 있으며, 이 경혈은 12경락과 함께 독맥, 임맥, 기경팔맥 등 '경락'이라는 순환경로 위에 존재한다. 경락은 기혈의 통로가 되는 것으로 침을 이용해서 경혈을

우리 아이 숨겨진 키를 찾아주세요!

자극하면 흐름이 원활해진다. 이에 따라 전신에 영향을 미치는 기혈의 흐름도 좋아진다. 성장이 제대로 되려면 기혈의 흐름이 원활하게 이루어져야 한다. 성장과 관련된 침 치료는 주로 배수혈, 하지부, 주슬 관절 이하의 주요 경혈 등을 자극하는 요법이 대표적이다.

셋째, 추나요법이다. 추나요법이란 한의학적인 이론을 바탕으로 인체의 전신 관절, 경근을 손이나 기구를 통해 조작함으로써 골격의 변위, 부정렬 등을 고치는 방법으로 근골격계 질환을 비롯한 다양한 방면에 쓰이고 있다. 특히 성장기에는 사소한 부정렬이나 변위라고 해도 큰 영향을 끼칠 수 있는데, 성인에 비해 쉽게 교정이 가능한데다 치료 효과도 좋다.

성장기 아이들에게 가장 흔하게 나타나는 척추 질환을 살펴보면 척추 측만증, 척추 과다전만증과 척추 과소전만증이 대표적이다. 척추가 휘어진 정도가 20도 이하인 경우에는 추나요법을 통한 교정이 효과가 있는 편이다. 20~40도의 척추 측만증을 갖고 있는 성장기 아이라면 추나요법과 함께 보조기 착용을 권장한다.

또한 척추가 심하게 휘어진 척추 과다전만증으로 인해 자세가 구부정해진 상태가 지속되면 성장에 방해가 될 뿐만 아니라 요통을 동반하기 쉽다. 추나요법을 통해 바른 자세를 만드는 노력이 필요하다. 척추 과소전만증은 건강한 척추를 위해 필요한 정상 각도가 줄어든 상태로, 일자목이나 일자허리를 만들 수 있다.

이미 성장판이 닫혀버려서 자연적인 성장이 멈춘 경우라고 해도 추나요법을 통해 척추를 바로잡고 자세를 바로 세우면 약 2cm 이상 키가 자란 것 같은 효과를 볼 수 있다. 치료 기간은 아이들의 척추 상태에 따라 다르게 나타나는데, 평균 1~3개월 정도 걸린다.

넷째, 운동요법 및 보조 기구가 있다. 최근 들어 아이들의 운동 부족 현상이 심각해지고 있다. 이 문제를 해결하기 위해 아이들을 대상으로 한 다양한 운동 교실이 운영되고 있으므로 기호와 성향에 맞춰서 꾸준히 참여할 수 있도록 하자. 단, 단기간에 효과를 기대하는 것은 옳지 않다.

시간적인 여유가 없어 운동 교실에 참여하기 어려운데다 아이가 스스로 참여하려는 욕구가 없는 상태라면 보조 기구를 활용하는 것도 한 가지 방법이다. 공부하는 짬짬이 운동 효과를 볼 수 있는 기구들을 활용하는 것도 대안이다. 그렇다고 운동의 효과를 대신할 수 있을 만큼 큰 의미를 갖는 것은 아니다. 되도록 햇볕을 받으면서 바깥에서 놀이를 겸한 운동을 할 수 있도록 환경을 만들어야 한다.

운동이 부족한데다 체형이 바르지 못한 경우라면 전문 치료 기관을 통해 치료 기구를 이용하는 방법도 있다. 성장을 돕는 보조 기구로는 체형교정 치료기, 골반견인 치료기, 굴신 치료기 등이 대표적이다. 체형교정 치료기는 구부정한 자세가 심한 아이들에게 좋으며, 자세를 바로잡아 키가 커보이게 하는 효과를 볼 수 있다.

골반견인 치료기는 허리의 휘어짐을 회복하고, 대퇴부 뒤쪽 근육을 이완시키는 데 도움을 주는 기구다. 굴신 치료기는 다리의 근육을 훈련함으로써 성장판을 자극하는 데 좋다.

다섯째, 성장 호르몬 주사가 있다. 성장 부진으로 고민하는 경우, 한

우리 아이 숨겨진 키를 찾아주세요!

번쯤 생각해 보게 되는 것이 다름 아닌 성장 호르몬 주사다. 최근에 개발된 주사제들은 과거에 발생했던 종양 같은 심각한 부작용은 거의 없다고 보고되고 있다.

하지만 치료의 대상이 아니라면, 되도록 사용하지 않는 것이 바람직하다. 성장 호르몬 치료로 좋은 결과를 기대하는 병은 뇌하수체 성장 호르몬의 분비 부족으로 인한 성장 부진, 터너증후군, 소아 만성 신부전에 국한된다.

성장 호르몬 치료시 발생할 가능성이 있는 부작용으로는 발진, 전신 소양감, 갑상선 기능 저하, 성장에 수반되는 관절통, 근육통, 척추 변형, 부종 등을 꼽을 수 있다. 이 때문에 현재까지도 제한적으로 이용하고 있다.

여섯째, 수술 치료다. 아이의 성장판이 멈췄다는 것을 알게 된 부모 중 수술에 대해 문의를 하는 경우가 있다. 키 크기 수술은 '일리자로프 Illizarov' 라고 불린다. 원래 이 수술은 관절염이나 교통사고, 골수염 때문에 좌우 다리 길이에 차이가 생긴 경우나 다리가 기형일 때 교정하기 위한 것이다. 이런 목적으로 고안된 수술이 성장 치료에 응용되고 있는 셈이다.

기본 원리는 뼈를 절단하고, 뼈가 아물게 되는 과정에서 새로 생기는 뼈 조직으로 비어 있는 공간을 메우는 것이다. 장기간의 치료가 필요할 뿐만 아니라 수술 후에도 외부 고정 장치에 의한 2차적인 문제로 관절, 근육 등 연부 조직의 재활 치료가 뒤따라야 한다.

따라서 단순히 작은 키를 키우겠다는 주관적인 평가나 즉흥적인 결정

만으로 수술할 수 없으며, 발생 가능한 후유증 여부에 대해서 전문의와
충분히 상의하여 신중하게 결정해야 한다.

우리 아이 숨겨진 키를 찾아주세요!

매일 운동으로 키를 키우세요!

집에서 할 수 있는 키 크키 체조

1. 쭉쭉이 체조

키 크기 체조에 있어서 가장 중요하고 기본이 되는 체조로, 아침저녁 잠자리에서 쉽게 할 수 있다. 특히 아침에 잠자리에서 나오기 전 2~3분 정도 하면 기분이 상쾌해진다. 엄마가 함께하면 좋다. 쉽다고 대충 하지 말고 정확하게 하는 것이 중요하다.

편안하게 누운 자세에서 시작하고, 양다리는 쭉 펴서 가지런히 붙인다. 양팔은 깍지를 껴서 머리 위로 올린 후 곧게 편다. 양 발가락과 발목을 최대한 발바닥 쪽으로 구부리고, 동시에 양 팔도 최대한 쭉 편다. 10초 정도 자세를 유지하면서 최대한 숨을 들이마신다. 다시 팔을 원 위치로 하고, 발에 힘을 최대한 뺀 후 호흡을 조절하면서 10초 정도 편안하게 숨을 쉰다. 3~5회 반복한다.

2. 허리정렬 체조

이 체조는 곧은 허리를 만들고 정상적인 허리 만곡을 유지하기 위한 것이다. 체조 1과 같이 편하게 누운 자세에서 시작한다. 양 발가락과 발등을 아래 방향으로 최대한 구부리고 허리를 들어올려 10초 정도 유지한다. 다시 처음의 자세로 돌아온다. 발목을 최대한 얼굴 방향으로 당기고 허리를 바닥에 밀착시켜 10초 정도 유지한다.

3. 서서 하는 체조

벽 모퉁이를 바라본 채 편안하게 선다. 한 발을 앞으로 내밀고, 양팔을 올려서 벽에 댄다. 이때 뒷발은 발뒤꿈치가 바닥에서 떨어지지 않도록 한다. 최대한 앞으로 몸을 숙이면서 가슴 앞쪽과 복부, 뒷다리의 앞쪽이 스트레칭되는 느낌이 되도록 하고, 자세를 10초 정도 유지한다. 발을 바꾸어 똑같이 한다.

4. 누워서 하는 체조

발등을 바닥에 대고 편안하게 엎드려 눕는다. 양손을 가슴 양옆의 부분, 바닥에 대고 상체를 천천히 일으킨다. 이때 배가 바닥에 붙어 있도록 노력해야 하며 상체와 머리는 최대한 뒤로 젖힌다. 뒤로 젖힐 때는 눈도 최대한 위로 치켜떠야 이완의 효과가 커진다. 10초 정도 유지한다. 천천히 처음 자세로 돌아와서 숨을 고른다.

5. 몸 뒤쪽 체조

바른 자세로 편안하게 눕는다. 양손을 깍지 껴서 베개처럼 머리에 받치고, 양쪽 무릎은 바짝 구부린다. 한쪽 다리를 들어올려 허벅지 뒷면으로 반대 무릎을 완전히 넘어서 들어올린 다리 힘으로 잡아당기도록 한다. 이때 시선과 머리 상체는 최대한 다리의 반대쪽으로 돌린다. 허리와 엉덩이가 잡아당겨지는 느낌을 가져야 바른 자세다. 10초 정도 유지한다. 처음의 동작으로 돌아가 숨을 고른다. 반대쪽도 같은 방법으로 한다. 번갈아가면서 3~5회 한다.

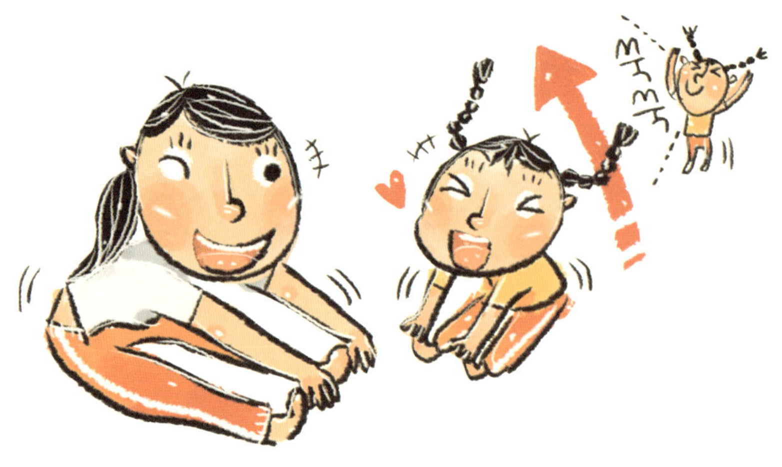

6. 줄 없이 하는 줄넘기

줄을 들고 있는 것처럼 양손을 허리 높이에 가볍게 붙인 상태로 준비한다. 양손을 앞으로 혹은 뒤로 돌려주면서 가볍게 제자리에서 양발로 뛴다. 지나치게 높이 뛰는 것보다 리듬을 타면서 가볍게 뛰는 것이 좋다. 단, 발뒷꿈치가 바닥에 닿지 않도록 한다. 5분 정도 하면 적당하다.

7. 정리 체조

지금까지의 체조를 모두 따라해 보았는가? 반드시 전체를 다 해야 할 필요는 없으며, 순서대로 할 필요도 없다. 시간과 장소가 허락하는 대로 실천에 옮기면 된다. 누워서 하는 체조의 경우 일어날 때나 잠자리에 들 때 하면 따로 시간을 내지 않아도 꾸준히 할 수 있

다. 운동을 모두 마친 후에는 마지막으로 정리하는 의미에서 다음의 동작을 따라해 본
다. 학교에서 배웠던 체조 중 제일 마지막의 숨쉬기 운동과 비슷한 동작이다. 양발을 편
안하게 한 상태에서 바로 선다. 천천히 양팔을 올리면서 숨을 들이마시고 양발 뒤꿈치를
가볍게 들어올린다. 최대치에 오르면 잠시 동작을 멈추고 하늘로 떠오르는 느낌을 가지
도록 한다. 천천히 숨을 뱉으면서 올렸던 팔과 발뒤꿈치를 내린다. 마지막이라고 반복하
는 것을 잊으면 안 된다.

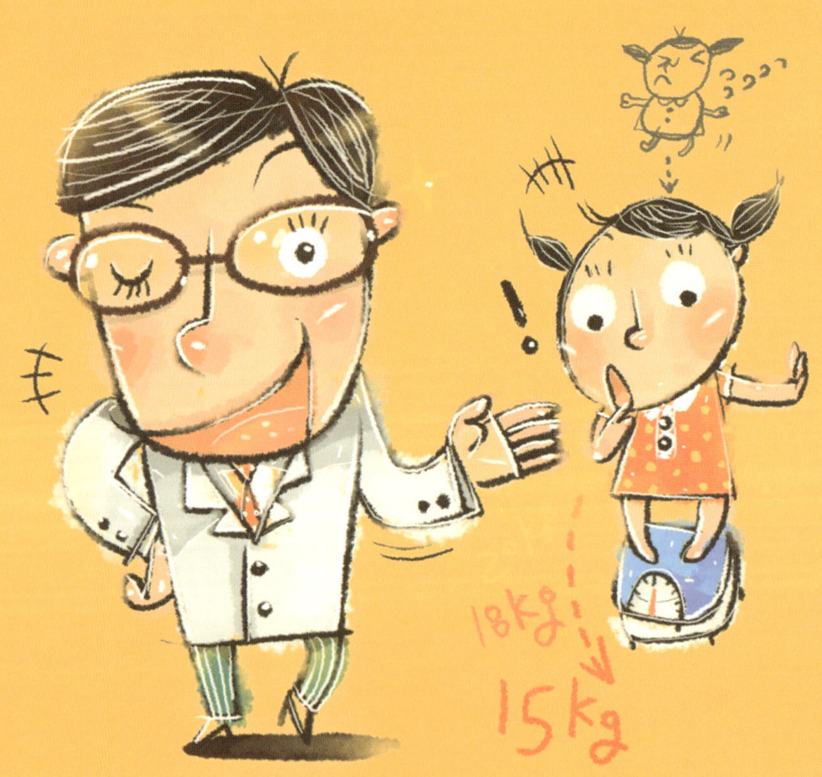

18kg
15kg

날씬한 아이를 원하시나요?

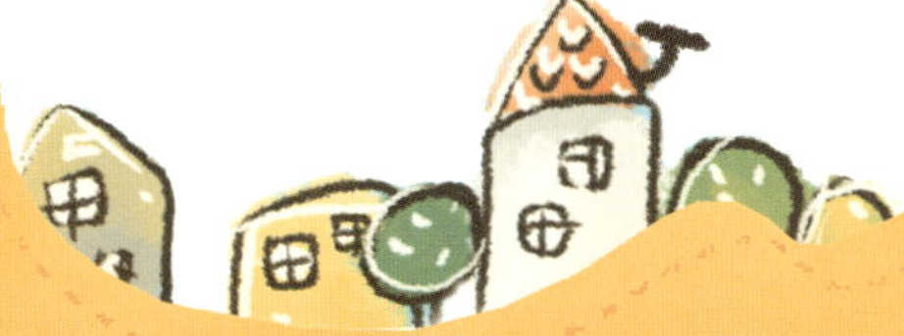

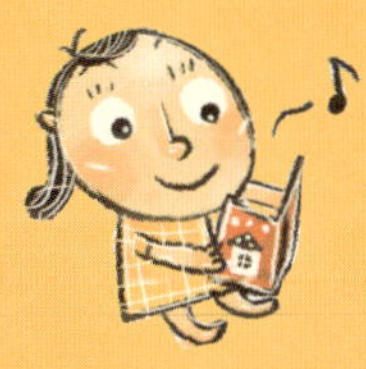

비만의 50% 이상이 6세 이전에 일어나는 것으로 보고되고 있다. 즉 비만의 씨앗은 어릴 때부터 싹트기 시작하며, 소아 비만인 아이들은 어른이 되서도 비만일 확률이 매우 높다. 그러므로 어릴 때 관리가 매우 중요하다.

내 아이 비만일까, 아닐까?

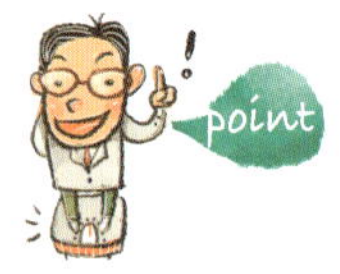

외모나 체중만으로 비만을 진단할 수는 없답니다.
보이지 않는 체지방 수치가 중요하니까요.
요즘은 '마른 비만'도 많아졌어요!

점점 늘어나는 소아 비만

아기가 처음 엄마 젖 또는 젖병을 입에 물었을 때의 감동은 말로는 이루다 표현할 수 없다. 사람 구실을 시작한 것 같아서 대견한 마음부터 든다. 그저 잘 먹는 것만 봐도 배가 부르다. 그러니 잘 안 먹는 아이를 둔부모는 잘 먹는 이웃집의 아이를 부러운 눈으로 바라볼 수밖에 없다. '잘먹는 것이 곧 효도'라며 더 먹는 것을 부추기거나, 뚱뚱한 아이에게 '장군감'이라는 별명을 붙여놓고 보기 좋다고 여겼던 것도 같은 마음이다.

하지만 그것이 바람직한 자세가 아니라는 것을 아이가 자라면서 깨닫게 된다. 잘 먹는다고 해서 시도 때도 없이 먹이면 그 아이의 몸이 어디로 치닫게 될지 알 수 없다. 세 살 버릇이 여든까지 가는 것처럼, 세 살 비만이 여든까지 간다. 그러므로 어렸을 때부터 올바른 식습관을 가지지 못하면 평생 비만인 채 살 수밖에 없다.

요즘 비만아가 많아졌다는 뉴스를 수시로 접하게 된다. 통계를 보면 1990년대 이후 남자 아이는 15~20%, 여자 아이는 10~15% 정도 증가했음을 알 수 있다. 또 최근 서울에 있는 초등학생을 대상으로 조사한 결과, 비만아가 전체의 15~20%나 되었으며 계속 증가할 것으로 보인다.

잘 먹는 아이에게 무조건 박수를 보내던 부모도 어느 틈엔가 아이가 비만 증세를 보이기 시작하면 차츰 걱정을 하게 된다. 겨우 초등학교에 다니는 아이의 뱃살이 40대 아저씨처럼 벨트 밖으로 삐져나와 축 처져 있는 모습을 보면 더 이상 잘 먹는 것을 기뻐할 수 없을 것이다. 지나치게 살이 찐 몸을 이끌고 기우뚱거리면서 걷는 아이들의 모습은 이제 어디서나 만날 수 있다.

비만은 꼭 치료해야 하는 병이다

소아 비만은 하나의 질병이다. 단순히 신체의 건강뿐만 아니라 정신적인 부분에도 악영향을 끼친다. 비만으로 인한 합병증도 생각 이상으로 심각하다. 무엇보다 소아 비만의 경력이 있는 아이들은 성인 비만으로 이어질 확률이 높으며 각종 성인병을 달고 살기 쉽다. 실제로 비만인 경우, 그렇지 않은 사람보다 중풍이나 당뇨병, 고혈압 및 심장 질환, 유방

날씬한 아이를 원하시나요?

암, 골관절 질환, 지방간, 담석, 부인과 질환, 정신 장애 등 다양한 질환에 걸릴 확률이 훨씬 높다.

또 놀림의 대상이 되기 쉽고, 열등감을 갖게 될 수 있다. 그러다 보면 매사에 자신감이 없어지고, 대인관계에도 문제가 생기며, 심한 경우 정신과 치료를 받기도 한다. 가장 큰 문제는 스스로를 비하하는 마음을 갖는 것이다. 살이 쪘다는 사실 때문에 자신을 사랑하지 못하는 것은 너무 안타까운 일이다.

문제는 비만의 기준인데, 겉으로 보기에도 뚱뚱한 아이라면 쉽게 알 수 있지만, 그렇지 않은 경우가 많다. 식생활이 나쁘지 않고 충분히 뛰어놀 수 있었던 과거에는 체중이 많이 나가는 아이들만 비만이라고 진단했다. 하지만 요즘은 사정이 달라졌다. 단순히 겉모습만으로 판단할 수 없게 된 것이다. 과다한 지방이나 당분이 들어간 음식을 즐겨 먹는데다 뛰어노는 아이들의 모습을 찾아보기 힘든 요즘은 정상 체중이라고 해도 근육은 적고, 지방은 과다한 경우가 많다.

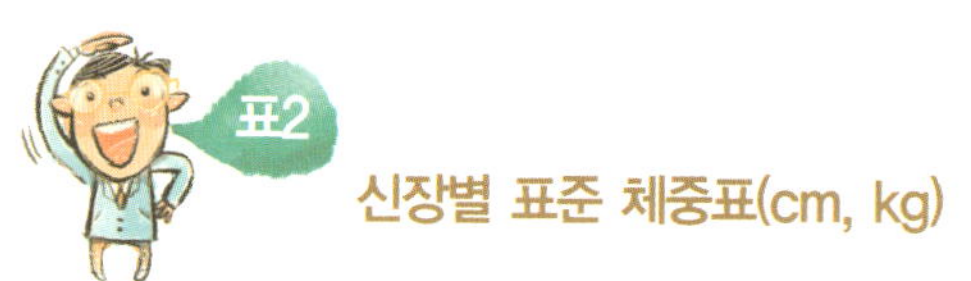

신장별 표준 체중표(cm, kg)

신장 (cm)	남자 평균체중	남자 표준편차	여자 평균체중	여자 표준편차	신장 (cm)	남자 평균체중	남자 표준편차	여자 평균체중	여자 표준편차
121	23.76	2.86	23.45	2.77	146	41.23	7.08	40.04	6.68
122	24.48	2.89	23.85	2.86	147	41.15	6.65	41.31	6.55
123	24.81	2.88	24.55	3.33	148	42.37	6.59	42.68	6.03
124	25.36	3.27	25	3.28	149	43.36	7.46	42.78	6.52
125	25.77	3.17	25.43	3.21	150	43.64	7.06	45.01	6.56
126	26.3	3.53	25.88	3.11	151	45.07	6.97	45.85	6.69
127	27	3.44	26.67	3.53	152	45.55	6.94	46.73	6.97
128	27.74	3.92	27.01	3.49	153	46.78	7.41	48.56	7.12
129	28.45	3.98	27.76	3.91	154	47.66	7.9	49.48	6.94
130	29.2	4.49	27.99	3.83	155	47.88	7.36	49.91	6.95
131	29.66	4.66	29.03	3.94	156	48.81	7.4	50.92	7.04
132	30.38	4.38	29.86	4.83	157	49.25	7.75	51.61	7.09
133	30.95	4.54	30.71	4.36	158	50.29	7.7	52.29	6.52
134	31.18	4.64	30.69	4.81	159	51.41	8.35	52.94	6.53
135	32.53	5.08	31.7	4.57	160	51.21	7.66	53.37	6.9
136	33.25	5.31	32.31	5.02	161	52.77	8.08	53.66	6.62
137	33.82	5.15	32.33	4.28	162	53.4	7.17	54.99	6.79
138	34.31	5.55	33.46	5.02	163	54.67	7.43	55.35	6.85
139	34.96	5.29	34.29	5.36	164	55.99	8.58	56.71	7.23
140	35.94	5.53	34.83	5.34	165	57.72	8.74	56.71	6.73
141	36.93	6.21	35.76	5.54	166	58.59	8.76	57.08	7.87
142	37.55	6.1	36.31	5.48	167	58.71	8.09	57.61	6.94
143	38.09	6.14	36.47	5.24	168	60.07	8.81	57.67	6.61
144	39.34	6.45	37.96	5.71	169	60.31	8.29	59.57	6.97
145	40.19	6.45	39	6.7	170	61.47	8.29	59.72	7.72

날씬한 아이를 원하시나요?

의학적인 관점에서 보는 비만이란, 체내에 지방 조직이 과다하게 축적된 상태를 말한다. 일반적으로 성인 남자의 경우 체지방이 체중의 15~18%, 여자는 20~25% 정도가 정상에 속하며, 남자는 25%, 여자는 30% 이상일 때 비만으로 진단한다. 체중이 다소 많이 나가더라도 성분 구성상 지방이 많지 않으면 비만이 아니며, 반대로 체중이 덜 나가거나 말라보여도 몸속에 지방 성분이 많이 있으면 비만이다.

보통 태어날 때부터 골격이 커서 뼈의 무게가 많이 나가거나 운동선수처럼 근육이 잘 발달된 사람들은 체중이 조금 많이 나가더라도 비만이 아니다. 반면 마르고 체중이 적게 나가지만 속살이 찐 사람들은 말 그대로 '마른 비만'으로 진단한다. 마른 비만은 일반 비만에 비해 훨씬 위험하고 심각할 수 있다.

물론, 아이들은 아직 성장을 하고 있다는 점에서 어른과는 다르게 비교해야 한다. 우선, 아이가 평균 체중보다 얼마나 과체중인지 확인해야 한다. 즉 표준 체중에서 20% 이상 초과할 경우 비만으로 보는데, 20~30%는 경도 비만, 30~50%는 중등도 비만, 50% 이상은 고도 비만으로 구분한다.

단순히 보이는 기준만으로 판단하기보다 아이가 자신의 신장에 맞는 표준 체중을 유지하고 있는지 체크해 봐야 한다. 표준 체중을 계산하는 방법은 다음과 같다.

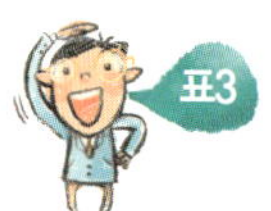

신장에 따른 표준 체중 산출법

신장	공식
〉160cm	(신장 − 100) × 0.9
160 ～ 150cm	(신장 − 150) ÷ 2 + 50
〈150cm	(신장 − 100)

예를 들어 8세 남자 아이가 키 125cm, 체중 35kg이라고 가정해 보자. 신장별 표준 체중은 25.77kg(107페이지 신장별 표준 체중표 참조)으로 이 아이의 비만도는(35-25.77)÷25.77×100=35.82%, 즉 중등도 비만에 해당된다.

비만도(%)=실측 체중−신장별 표준 체중÷신장별 표준 체중×100

하지만 겉으로는 마른 듯 보이는 아이가 비만일 확률도 무시할 수 없다. 살이 쪄 보이지는 않지만 평소 기름진 음식이나 인스턴트식품을 좋아하고, 운동량이 부족해서 비만이 의심되는 아이라면 체질량 지수를 확인해 보자. 그러나 정확한 진단을 위해서는 병원에서 체성분 검사를 받아보는 것이 좋다.

건강 위험도를 자주 체크하자

병원을 찾아가 진단을 받는 것이 가장 좋은 방법이지만 다음의 공식에 몸무게와 신장을 대입하면 집에서도 간단하게 체질량 지수를 체크해볼 수 있다.

체질량 지수 = 체중(kg) ÷ 신장(m)^2

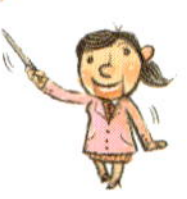

예를 들어 위의 공식으로 계산했을 때, 체질량 지수가 30 이상인 사춘기 아이는 과체중으로 진단할 수 있으며, 이때는 정확한 검사를 받는 것이 좋다. 또 체질량 지수가 30 이상은 아니지만 몸이 비대한 경우라면 아래 제시하는 5가지를 체크해 보고, 이상이 있다면 해결책을 찾아야 한다.

첫째, 가족력이다. 가족 중에 동맥경화나 협심증, 심장병을 앓고 있는 사람이 있는지, 부모의 콜레스테롤 수치가 높은지 살펴봐야 한다.

둘째, 혈압이다. 아이의 혈압을 정기적으로 체크한다. 아이의 정상적인 혈압은 성인과 마찬가지로 120/80mmHg 내외다.

셋째, 콜레스테롤 수치다. 전문 병원을 통한 혈액 검사에서 총 콜레스테롤 수치가 200 이상이라고 진단되면 비만일 확률이 높다.

넷째, 체질량 지수의 변화다. 위에 제시한 체질량 지수 공식에 체중과 신장을 대입했을 때, 지난해에 비해 2배 이상 증가하지 않았는지 체크한다.

다섯째, 체중이다. 아이 스스로가 자신의 체중이나 몸매에 대해 걱정하고 있지는 않은지 살펴야 한다.

　무엇보다 예방하는 것이 가장 좋은 방법이다. 살아가는 모든 일이 그렇듯 비만도 되도록 빨리 문제점을 알고, 생활을 개선하는 것이 중요하다. 아이의 체질량 지수를 진단해 보고, 건강한 몸을 만들기 위해 가족이 다함께 노력하자.

비만아는 엄마 뱃속에서부터 결정된다

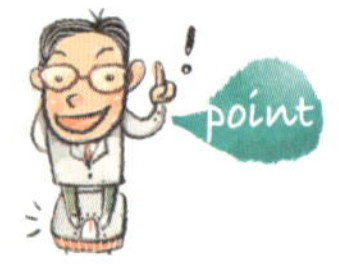

비만의 50% 이상은 6세 이전에 결정돼요!
뱃속에서부터 이미 비만이 되는 아기도 있다니,
엄마의 책임이 막중하군요!

비만아를 만드는 주범은 바로 부모

비만이 단순히 예쁜 외모에만 걸림돌이 된다면 심각한 문제는 아닐 것이다. 살이 쪄도 자신만의 개성으로 충분히 커버할 수 있는 시대가 되었으니 말이다. 하지만 문제는 비만에서 시작되는 건강 상의 문제들이다. 비만을 반드시 치료해야 하는 것도 이 때문이다.

그렇다면 아이들의 비만 증세는 언제부터 시작될까. 물론, 어느 연령에서나 비만이 될 수 있지만 특히 1세 이전과 5~6세, 그리고 청소년기에 가장 많이 발생한다. 특히 비만의 50% 이상이 6세 이전에 생긴다고

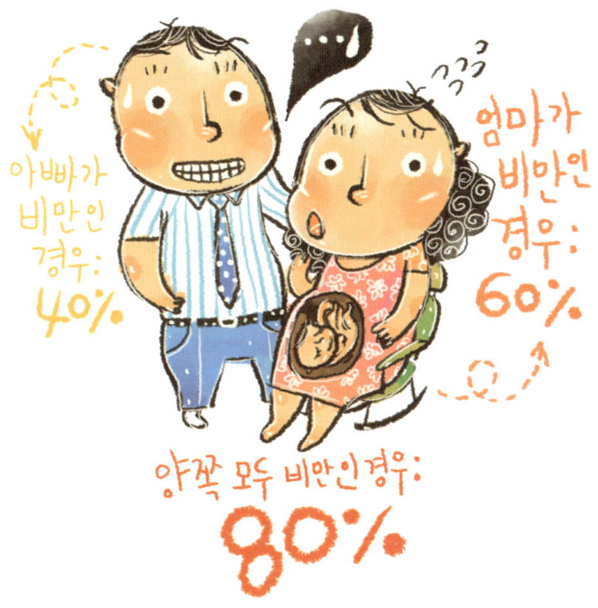

보고 있다. 즉 비만의 씨앗은 어릴 때부터 싹트기 시작하는 것이다.

문제는 부모 때문에 비만이 될 확률이 높다는 데 있다. 즉 부모가 아이를 비만으로 몰고 간다는 뜻이다. 그도 그럴 것이 유아기에는 단지 엄마의 젖을 먹거나, 엄마가 주는 음식만 먹는다. 밖에서 노는데도 어른의 동행이 필요하다. 아이의 식습관과 생활습관이 모두 부모의 의지나 행동을 따라간다. 결국 아이를 비만으로 만드느냐, 건강한 체형으로 만드느냐는 부모의 손에 달려 있다.

소아 비만의 경우 유전적으로 기초 대사량이 낮아서 비만이 되기도 한다. 반갑지 않은 말이지만, 유전에 의한 비만은 지방 세포의 수가 많을 뿐 아니라, 세포 자체가 커지는 혼합형이다. 한마디로 살을 빼기가 힘들다. 또 부모와 닮아 있는 경우도 많다. 엄마와 아이가 똑같이 하반신만 살이 쪘다든지, 허리 주위에만 군살이 붙는 경우다.

통계에 의하면 부모는 모두 비만이 아닌데 자식이 비만이 될 확률은 10% 정도에 불과하다. 그러나 부모 중 한쪽이 비만인 경우 아이가 비만이 될 확률은 올라간다. 즉 아빠가 비만인 경우 아이가 비만이 될 확률은 40%, 엄마가 비만인 경우는 60%까지 확률이 오르며, 양쪽이 모두 비만인 경우에는 무려 80%가 된다(이것은 반드시 유전적인 것을 증명하는 통계는 아니다. 환경적인 요인도 제시되고 있다). 그만큼 아이의 비만에 부모가 미치는 영향은 크다.

임신 때부터 조심해야 한다

같은 음식을 먹는 식구들은 비슷한 체형을 가진다. 실제로 가족 전체가 비만인 경우, 기호 식품이나 식습관, 생활습관이 모두 일치하는 모습은 흔히 볼 수 있다. 아이는 부모의 식생활 습관에 절대적인 영향을 받기 때문이다.

더욱 놀라운 것은, 아이는 엄마 뱃속에서부터 비만이 될 준비를 하고 있다는 점이다. 엄마의 식습관이나 생활습관을 태아 때부터 따라한다는 말이다. 그러므로 임신 때부터 주의를 기울여야 한다.

임신 중에 지나치게 체중이 늘지 않도록 하며, 적당한 운동과 절제하는 식습관을 가지도록 노력하자. 실제로 비만인 산모가 낳은 아이가 그렇지 않은 산모에 비해 과체중일 확률이 높고, 과체중으로 태어난 아이가 그렇지 않은 아이에 비해 비만이 될 확률이 높다.

성인의 다이어트에는 다양한 유형이 있다. 단기간에 살을 빼기 위한 특별한 방법들이 계속해서 등장하고 있다. 그러나 한창 성장기에 있는 소아 비만은 성인처럼 단기간에 끝낼 수 없다. 그러니 임신 때부터 장기적인 목표를 가지고 아이의 건강한 몸을 위해 노력해야 한다. 날씬하고 건강한 엄마가 날씬하고 건강한 아이를 만든다는 기본 법칙을 잊지 말자.

뚱보 아빠, 뚱보 엄마,
그리고 뚱보 아이

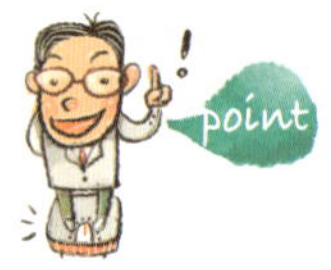

비만아를 만드는 주범은 바로 부모입니다!
그 가족의 생활습관을 엿보면
엄마, 아빠가 아이를 살찌우고
있다는 걸 알 수 있어요!

가까운 곳에 원인이 있다

비만인 아이들이 엄마, 아빠에게 먹는 것 때문에 꾸지람을 듣는 일은 어디서나 볼 수 있다. "넌 왜 그렇게 생각이 없니?", "밥 먹은 지 얼마나 됐다고 또 과자를 먹어?", "자야 할 시간에 그런 걸 먹으면 어떡해?" 같은 식이다. 살이 쪘다는 이유만으로 가족들에게 구박을 받는 가엾은 아이들이다.

그러나 고해성사를 해야 할 당사자는 아이가 아니라 부모다. 무엇을 먹고, 무엇을 입고, 어떻게 놀아야 하는지 삶의 방식 전부를 부모에게서 물려받은 아이들이니 살이 찐 것도 당연히 부모 잘못일 확률이 높다.

- 엄마나 아빠가 퇴근길에 피자나 케이크 같은 간식을 사들고 가는 일이 많다.
- 사흘에 한 번 꼴로 음식을 시켜 먹는다.
- 일주일에 1회 이상 외식을 한다.
- 아이와 함께 외출하거나 쇼핑을 할 때마다 외식을 한다.
- 식사 시간이 일정하지 않다.
- 아이에게 빨리 먹으라고 재촉하는 편이다.
- 아이와 함께 누워서 과자를 먹는 일이 잦은 편이다.
- 장바구니에는 항상 과자류의 간식거리가 들어 있다.
- 밤참을 즐겨 먹는 편이다.
- 휴일에는 언제나 누워서 TV를 본다.

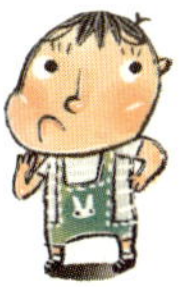

위의 사례는 자녀를 비만아로 만드는 부모의 유형을 간단한 항목으로 열거한 것이다. 자신은 이중 몇 가지에 해당되는지 체크해 보자.

실제로 비만인 아이 때문에 병원을 찾는 부모들을 보면 자녀와 체형이 비슷한 경우가 많다. 어쩌면 통계학적으로 나타나 있는 수치보다 훨씬 더 많이 영향을 받고 있는지도 모른다. 부모가 주는 대로 먹고, 부모가 시키는 대로 생활하다가 비만이 된 아이들이 부모에게 야단을 맞는 것은 참 아이러니한 일이다.

날씬한 아이를 원하시나요?

가족이라는 이름으로 해야 할 일

그렇다면 우선, 비만에 가장 큰 영향을 끼치는 식생활부터 살펴보자. 갓 태어난 아기는 맛에 대한 개념이 없는 상태로 엄마 젖과 분유에 금세 길들여진다. 그러다 자라면서 이유식을 하고 엄마, 아빠가 먹는 음식을 따라 먹게 되는데, 이때 자연스럽게 좋아하는 음식과 싫어하는 음식이 생긴다.

부모가 밥을 싫어하고 피자나 햄버거로 식사를 대신하는 것을 좋아하며, 삼겹살을 즐겨 찾는다면 아이도 자연스레 그런 음식에 익숙해진다. 그러니 집에서 전혀 먹지 않던 나물이나 미역, 다시마가 급식으로 나오면 고개를 절레절레 젓게 된다. 아이의 입맛이 부모에 의해 길들여졌기 때문이다.

"어떤 것이 좋은 음식인 줄은 알지만 해봤자 먹지 않으니 만들지 않게 돼요."

진료를 하다 보면 이렇게 말하는 엄마들을 종종 만나게 된다. 아이의 입맛을 핑계로 삼고 있지만 사실, 좋은 음식은 부모가 즐겨 먹는 음식이 아니기 때문에 밥상에서 일찌감치 퇴출했다는 것이 더 맞는 말이다. 진정 아이의 건강을 생각한다면 아이의 입맛이 완성되기 전에, 즉 이유식을 시작하기 전에 가족 식단과 부모 자신의 입맛부터 바꿔야 한다.

먹고 있는 음식뿐만 아니라 식사 방법에서도 문제점을 찾을 수 있다. 싱글 여성의 경우, 아침식사를 거르는 사람이 많다. 혼자 먹자니 귀찮고, 챙겨주는 사람이 없어서 거른다.

"결혼해서 아이를 낳으면 어떻게 할 건가요?"

그들에게 물어보면 그땐 아침식사를 준비하겠다고 대답한다. 하지만 현실은 다르다. 앞의 조사 결과만 봐도 알 수 있다. 아침을 먹는 어린이가 극히 드문 것이 현실이다. 역시 습관이란 쉽게 바꿀 수 없는 모양이다. 아침식사를 하지 않던 여자가 결혼해서 아이를 낳는다고 하루아침에 건강한 아침 식탁을 차리기란 어려운 일이다.

아침은 거르고 저녁은 아빠의 퇴근에 맞춰 거하게 한 상, 그것도 늦게 먹는 습관이 계속되다 보면, 아이의 야식에 대한 욕구는 점점 커질 것이다. 더구나 마음 좋은 아빠는 늦은 퇴근 시간에 닭고기 튀김이나 피자를 사오기 일쑤니 식생활은 자연히 무너진다.

부모는 자녀에게 먹을 것을 주면서 사랑을 준다는 착각에 빠진다. 그리고 더 달라는 자녀를 흡족한 마음으로 바라보며 '내가 많은 것을 베풀고 있구나' 라는 생각을 한다. 이런 경향은 직장에 다니는 엄마에게 더 두드러진다. 아이에게 충분히 해주고 있지 못하고 있다는 미안함을 먹는 것으로 대신하려는 것이다. 그러나 이렇게 부모가 만족을 느끼는 동안 아이의 위장은 점점 늘어나고 있다.

할머니나 할아버지와 함께 사는 경우는 일이 더 복잡해진다. 어르신들은 대체로 마른 것을 병으로 여기고, 뚱뚱한 것을 건강한 것으로 여긴다. 비만인 아이들에게 더 먹으라며 권하는 조부모 덕에 아이의 몸무게는 점점 늘어난다.

먹을 것이 흔한 요즘에 아이스크림 하나 먹기는 쉬워도 그것을 분해

날씬한 아이를 원하시나요?

하기 위해 30분 걷는 일은 쉽지 않다. 부족한 듯, 넘치지 않게, 말 그대로 적당히 먹는 습관은 아이의 몫이 아니라 엄마, 아빠가 함께해야 할 숙제 이다.

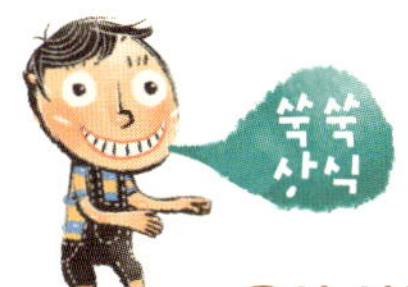

음식 신호등 만들어보세요!

식품군	초록군(적극 권장)	노랑군(권장)	빨강군(위험)
채소	오이, 당근, 배추, 무 김, 미역, 다시마, 버섯	감자, 토마토	감자 튀김, 마요네즈 채소, 샐러드
과일	레몬	사과, 귤, 배, 수박 감, 과일 주스	과일 통조림
생선·육류	기름기를 걷어낸 맑은 육수	기름기를 제거한 육류 (껍질을 제거한 닭) 생선구이, 찜, 달걀 두부, 새우	튀긴 육류, 생선
유제품		우유, 두유, 분유, 치즈	
곡류		밥, 빵, 떡, 국수, 고구마	고구마 튀김, 도넛 감자 튀김, 맛탕
지방			버터, 마요네즈
기타	홍차, 녹차, 약초, 양념	잡채	설탕, 사탕, 꿀 과자, 파이 케이크, 초콜릿 양갱, 젤리, 유자차 꿀떡, 초콜릿우유, 약과 피자, 핫도그, 햄버거

아이들이 음식에 대해 흥미를 가질 수 있도록 신호등 표를 만들어 잘 보이는 곳에 붙여놓는 것도 좋다. 이 표를 보면서 몸에 좋은 음식과 나쁜 음식을 가려낼 수 있다면 그것으로 족하다.

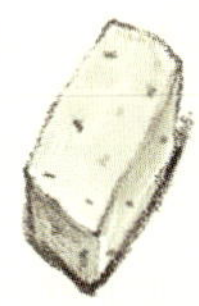

나이는 10대, 몸은 40대
어린 중년의 슬픔

아직 어린데도 불구하고 몸은 이미 나이 들어버린,
'어린 중년' 이 늘어나고 있습니다!

몸만 커가는 아이들

40대 중년 아저씨도 스스로의 나이를 인정하기 싫어한다. 몸이 늙는 것은 그만큼 서글픈 일이다. 날씬하고 건강했던 몸에 조금씩 군살이 붙고, 조금만 걸어도 관절이 이상 신호를 보내온다. 영원히 생기 있는 몸을 유지하면서 살고 싶지만 나이를 먹는 것은 사람의 힘으로 도저히 막을 수 없다. 그러니 젊은 몸을 유지하기 위해서 그저 노력하는 수밖에 없다.

그런데 만일, 어린아이가 중년의 몸이라면 어떨까. 그것은 단순히 서글픈 일에 그치는 것이 아니라 날벼락 같은 일이다. 10대 소년이 잘 붓고, 피곤하며, 아침에 잘 일어나지 못하고, 스트레스에 허덕인다면?

실제로 이런 아이를 검사해 보면, 장기 활동이 활발한 아이의 몸이 아니라 30~40대의 신체 상태를 보여주는 경우가 많다. 속이 제대로 영글지 못한 채 단순히 부피만 커져 있는 상태다.

그렇다면 무엇 때문에 이런 일이 일어나는 것일까. 첫 번째 원인은 천 번을 강조해도 모자란 식생활이다. 먼저, 요즘 아이들이 즐겨 먹는 음식을 살펴보자. 패스트푸드나 밀가루로 만든 음식이 대부분이다. 기름투성이의 튀긴 음식, 식품 첨가제가 잔뜩 들어 있는 공장에서 나오는 먹을거리들이다.

반면 자연에서 나온 신선한 식품의 섭취는 점점 줄어들고 있다. 푸르고, 붉고, 검고, 흰 갖가지 채소 말이다. 시금치, 취나물, 브로콜리, 토마토, 당근, 연근, 우엉, 콩나물, 각종 쌈 채소나 미역줄기, 다시마 등 몸에 좋은 음식들이 아이들과 점점 멀어지고 있다. 자연 식품은 면역 기능을 높여주고, 뼈를 자라게 하며, 몸에 필요한 각종 효소와 호르몬을 공급한다. 말 그대로 음식 보약이다.

빠른 것과 늙는 것의 상관관계

잘못된 식생활 탓에 키가 빨리 자라고, 이갈이도 빨라지면서 2차 성징도 빨리 나타난다. 채 영글기도 전에 여자가 되고, 남자가 되는 것이다. 언뜻 생각해 보면 빨리 자란다는 것은 좋은 일 같다. 하지만 세상 모든 일은 때에 맞춰 자연스럽게 진행되는 것이 바람직하다.

성장이 빠르다는 것은 달리 말해 노화도 빨라진다는 것을 의미한다. 좀더 심각하게 말하면 성장 기간과 비례해 수명이 정해진다. 인간은 의학을 발전시켜 수명은 점차 늘려왔지만 노화는 극복하지 못하고 있다. 또한 각종 성인병이나 불치병도 함께 늘고 있다. 그러므로 아이의 빠른 성장이 반가운 일은 아니다.

하나의 예로 10년 전만 해도 60대에나 나타나던 '노인병'이 이제는 40대에 흔한 '성인병'이 되었고, 열 살도 채 안 된 어린아이에게 나타나 '소아 성인병'이란 이상한 이름이 등장하게 되었다. 아이들의 몸이 비대해지고 먹을거리의 질이 떨어지면서 더 빨리 어른이 되고 늙어가는 것이다.

물론 이런 현상이 단순히 먹을거리만의 문제는 아니다. 오염된 환경과 바쁜 스케줄 때문에 극도로 부족한 운동량, 그로 인해 심장과 폐의 기능이 약해진 탓도 있다. 게다가 과다한 학습량은 스트레스를 가져오고, 그 스트레스를 해소하려고 과식하는 악순환이 되풀이되고 있다.

비만은 남보다 빨리 중년으로 데려다주는 고속열차다. 생활습관을 고치는 것만으로도 대부분의 소아 성인병을 예방할 수 있다. 남편과 아이가 똑같은 '중년의 위기'를 느끼는 것을 보고 싶지 않다면, 어서 빨리 냉장고 속 음식부터 바꿔보자.

호환 마마보다 더 무서운 소아 성인병

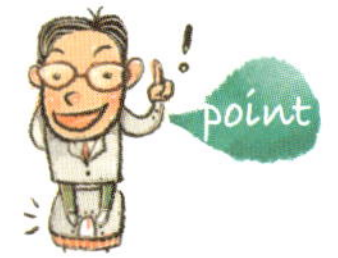

비만인 아이가 그렇지 않은 아이에 비해
성인 비만으로 이어질 확률은 무려 8~18배!

소아 비만, 병을 줄줄이 낳는다

오랜만에 동창회에 나가보면 수십 년의 세월이 흘렀음에도 불구하고 옛 친구를 한눈에 알아볼 수 있다. 얼굴을 마주치는 것과 동시에 잊고 있었던 친구의 이름이 튀어나오기도 한다. 그 기억의 회로를 천천히 돌려보면 날씬했던 친구가 중년이 되면서 뚱보가 된 경우는 많아도, 소문난 뚱보였던 친구가 기가 막히게 날씬한 중년이 되어 나타나는 경우는 드물다. 다시 말해 한 번 뚱보는 영원한 뚱보가 될 확률이 높다.

불행하게도 10~13세 청소년기 전에 비만인 경우, 성인이 되어 비만일 가능성이 그렇지 않은 아이들보다 8~18배나 높은 것으로 나타났다. 게다가 이들 중 70%는 나이가 들어도 비만을 유지한다고 한다. 오랜 시간에 걸쳐 차곡차곡 지방을 쌓으면서 자라면, 지방 세포의 크기가 커지는 성인 비만과 달리, 세포의 수가 늘어나는 증식형 비만이 되기 때문에 체중 조절이 더욱 어려워진다. 결국 똑같은 성인 비만이라고 하더라도 어린 시절에 비만이었던 사람은 치료가 훨씬 힘들고, 시간도 오래 걸린다. 어릴 때부터 '비만의 역사'를 쌓아왔으니 하루아침에 변하기 힘들다.

아직 어린아이라고 해도 비만이 심하면 중성 지방이나 콜레스테롤이 쌓인다. 이로 인해 혈액 순환이 원활하지 못하고, 고혈압이나 동맥경화 같은 질병을 일으키게 되는데, 성인의 동맥경화 중 대부분이 어린 시절부터 시작되고 있음이 밝혀졌다.

미국 노스캐롤라이나대학교는 11~14세의 688명 아이들을 대상으로 인슐린 저항성에 대해 실험을 했다. 그 결과 비만인 아이는 그렇지 않은 아이에 비해 '대사 증후군metabolic syndrome'이 53배나 높은 것으로 나타났다. 즉 비만인 아이는 성인이 되었을 때 제2형 당뇨병으로 발전될 위험성이 높다. 제2형 당뇨병이란 인슐린은 정상적으로 분비되지만 세포가 인슐린에 반응하지 않는 '인슐린 저항성' 당뇨병이다. 쉽게 말해 인슐린이 있으나마나한 상태가 되어 포도당이 세포 속으로 들어가지 못하고, 그로 인해 혈당이 상승하는 것이다. 이 병은 성인병, 비만, 고지혈증 등과 깊은 관련이 있다. 성인병과 대사 증후군의 출발점이 '인슐인 저항성'이라고 해도 과언이 아니다.

인슐린 저항성이 생기면, 아이가 밥을 먹고 나서 그 밥이 포도당으로 분해된 후에도 혈액 중에 계속 머물러 높은 혈당을 유지하게 된다. 결국 포도당은 에너지로 사용되지 못하고, 몸의 방어기전에 의해서 중성지방으로 변해 간과 내장에 쌓인다. 결국 아이의 몸속에 뿌리 깊은 비만이 자리잡게 되는 것이다. 더구나 뇌세포는 포도당만 에너지원으로 사용하기 때문에 인슐린 저항성은 아이의 뇌 대사, 뇌 발달에도 악영향을 끼친다. 또 인슐린 호르몬은 성장 호르몬과도 사이가 안 좋다. 당연히 성장에도 악영향을 줄 수밖에 없다.

그렇다면 소아 성인병의 원인인 인슐린 저항성의 증가를 예방하거나 치료하기 위해서는 어떻게 하는 것이 좋을까?

우선, 규칙적으로 식사하고 과식을 피하며, 탄수화물이 많이 포함된 간식은 피한다. 인슐린 호르몬은 보통 식사 후 1~2시간 후에 가장 많이 분비된다. 소화가 모두 끝나서 혈당이 떨어지면 인슐린도 더 이상 분비되지 않고, 분비된 인슐린도 몸에서 자연스럽게 사라진다. 때문에 규칙적인 식사를 하게 되면 인슐린도 일정한 리듬을 갖게 된다.

그런데 식사 후나 사이의 시간에 탄수화물이 많이 들어 있는 라면, 빵, 피자, 햄버거, 탄산음료, 과자 같은 음식을 즐겨 먹는다면 인슐린이 적게 분비돼야 하는 시간인데도 불구하고 어쩔 수 없이 많은 양의 인슐린이 분비된다. 결국 세포들은 점점 인슐린에 무덤덤해지게 된다. 특히 밥을 주식으로 하여 탄수화물 섭취 비율이 높은 우리나라 사람들은 혈당이 올라갈 가능성이 높다. 그러므로 간식은 가능한 한 저탄수화물 식품으로

날씬한 아이를 원하시나요?

준비하자.

혈당 지수가 낮은 음식을 먹는 것도 중요하다. 흰색 음식들은 대체로 혈당 지수가 높다. 인스턴트식품이나 과자, 흰쌀, 밀가루, 백설탕, 조미료 등이 여기에 해당된다. 백미보다는 현미, 단일 곡류보다는 혼합 곡류, 패스트푸드보다는 슬로푸드가 혈당 지수가 낮은 건강식으로 꼽힌다.

규칙적인 운동 역시 중요하다. 운동을 하면 세포의 에너지 대사율과 포도당의 소비 효율이 올라간다. 특히 근육에서 많은 양의 포도당이 필요하게 되어 세포들이 인슐린에 민감하게 반응한다. 몸속의 세포들이 인슐린에 즉각적으로 반응하도록 훈련시키는 일이 바로 운동이다. 특히 소아 비만인 경우에는 아이의 심장과 호흡기가 무거운 체중을 감당하지 못하는 일이 많으므로, 원활한 심폐 기능의 발달을 위해서라도 규칙적인 운동이 매우 중요하다.

그러나 아이들은 조깅이나 산책, 달리기, 줄넘기 같은 단순 운동에 흥미를 붙이기가 어렵다. 그러므로 다양한 동작과 신체 활동이 결합된 놀이 운동을 할 수 있도록 도와주자. 공놀이, 태권도, 무용, 배드민턴처럼 즐길 수 있는 운동을 찾아 취미를 붙이게 하자.

이처럼 소아 비만은 치료가 쉽지 않을 뿐만 아니라 인생 전반의 건강에 치명적인 악영향을 끼칠 수 있다. 단순히 몸매가 좋은 아이로 만들고 싶다는 생각으로 가볍게 여길 수 있는 일이 아니다. 더구나 한참 자라나는 아이에게 지나치게 식사 제한을 할 수도 없다. 먹기 좋아하는 아이의 식욕을 절제시키는 것은 부모와 아이 모두에게 힘든 일이다. 그러므로 늦기 전에 아이의 상태를 정확하게 파악하고, 영양적인 면을 손상시키지 않으면서 무리가 없는 비만 전문 프로그램과 치료를 받는 것이 좋다.

소아 성인병의 종류와 증상

첫째, 고혈압이다. 고혈압은 크게 중심성과 말초성으로 나눠 설명하는데, 소아 비만인 경우 두 가지 모두 작용해서 혈압이 올라갈 위험이 있다. 중심성은 혈액을 뿜어주는 동력원인 심장의 문제로 혈압이 올라간다. 비만인 아이들의 경우, 장기의 기능은 성숙하지 않았는데 몸집은 성인처럼 커져 심장에 무리가 갈 수 있다.

흔히 진료실에서는 마티즈 엔진에 그랜저 차체를 얹어서 무리가 생기는 경우라고 설명한다. 아이의 심장에 능력 이상으로 과부하가 걸려 혈압이 올라갈 위험이 높은 것이다. 비만 어린이가 조금만 움직여도 숨을 헐떡일 때, 아이의 심장은 비명을 지르고 있다.

말초성이란 혈관이 좁아지거나, 충분히 늘어나지 못해서 혈압이 올라가는 경우다. 흔히 노인성 고혈압에서 많이 관찰되는데, 소아의 고도 비만에도 말초성으로 혈압이 올라갈 수 있다. 아이의 혈관은 노화되지는 않았지만, 살에 눌릴 수 있으므로 조심해야 한다. 겉으로 울퉁불퉁 튀어나온 살만큼, 내장에도 살이 쪄 내장과 혈관이 그 살에 눌리고, 눌린 내장과 혈관에 혈액을 보내기 위해 압력이 상승하는 것이다. 더구나 소아고혈압은 성인 고혈압이 될 가능성이 높으므로 반드시 치료해야 한다. 비만으로 인한 내분비 기능 이상으로 인해 고혈압의 악순환이 반복될 수도 있음을 잊지 말자.

둘째, 동맥경화다. 동맥의 안쪽 벽에 지방이 쌓여 혈관이 좁아지고, 그로 인해 탄력을 잃어 혈류가 나빠지는 병을 동맥경화라고 한다. 원인은 지방의 과다 섭취와 혈압 상승으로 인한 혈관벽의 손상이다. 동맥경화가 심장의 혈관에 생기면 심근 경색, 협심증을 일으키며, 뇌의 혈관에서 일어나면 뇌졸중의 원인이 된다. 이러한 질병들은 갑자기 악화될 수 있으므로 평소 각별한 주의가 필요하다.

셋째, 고지혈증이다. 혈액 중에 중성지방이나 콜레스테롤이 지나치게 많은 경우를 고지혈증이라고 한다. 콜레스테롤은 성장에 반드시 필요한 물질이지만, 너무 많으면 동맥경화를 일으킬 수 있다. 특히 아이들이 좋아하는 스파게티, 햄버거 등에 동물성 지방이 많이 함유되어 있으므로 즐겨 먹게 하는 것은 금물이다.

동물성 지방보다 더 나쁜 영향을 끼치는 것은 바로 '트랜스 지방trans fatty acid'이다. 트랜스 지방은 입 안에서 느껴지는 질감이 좋고 고소한 맛이나며 보존성이 좋은 것이 특징이다. 버터나 마가린, 인스턴트식품, 패스트푸드, 튀김류 등에 많이 사용되는 것도 이 때문이다. 트랜스 지방은 인공으로 만들어진 지방으로 몸속에서 제대로 분해되지 않고, 오랫동안 축적되어 비만과 성인병을 유발하는 원인으로 지목받고 있다.

반면 몸에 좋은 지방도 있다. 고밀도 지질, 불포화 지방산, 오메가-3, DHA, EPA 등이다. 지방이지만 고지혈증과 동맥경화를 예방하고, 뇌신경의 세포막을 구성하며 아이들의 두뇌 발달에 반드시 필요한 영양 성분이라고 할 수 있다. 등 푸른 생선, 들깨, 유채, 달맞이꽃 등의 종자류, 호두, 잣 등의 견과류, 올리브오일 등 웰빙 음식으로 알려져 있는 것들이 좋은 지방군이다.

넷째, 호흡기 질환이다. 과다한 체지방은 목에 살을 찌게 한다. 이는 호흡기를 압박하여 기관지염이나 폐렴에 걸릴 확률을 높게 만든다. 특히 잠자는 중에는 몸에 긴장이 풀리기 때문에 호흡기의 압박이 더 심해지고, 그에 따라 두터워진 목의 살이 늘어지면서 호흡을 방해한다. 소아비만의 경우, 수면 중에 무호흡이 반복되면 숙면이 어렵고, 성장에 악영향을 미치며 심장에도 부담을 주게 된다.

먹어도, 먹어도
배가 고픈 이유

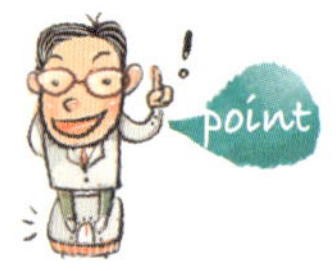

아이가 하루 종일 음식만 먹고 있지는 않나요?
이유는 바로 위 속에 음식이 가득 찼는데도
혈당치가 상승해서 더 먹고 싶다고
느끼기 때문입니다.

자신도 모르는 사이에 계속 먹고 있다?

우리는 흔히 "밥 배와 과일 배가 따로 있다"고 말한다. 그래서 후식 앞에서 "아무리 배가 불러도 과일 들어갈 배는 따로 있다"고 말하며 포크를 집어든다. 하지만 실제로 과일 배와 밥 배가 따로 있을 리 없다. 하지만 살찐 사람들 중에는 주식을 흡수하는 곳과 간식을 흡수하는 곳이 따로 있는 것처럼 하루 종일 먹기만 하는 사람이 있다. 그 놀라운 식욕에 혀를 내두를 정도다.

몸의 상태나 여러 가지 환경에 따라 다르겠지만, 대부분의 살찐 사람들은 위 속에 음식물이 가득 차 있는데도 불구하고, 계속 먹고 싶다는 충동을 갖게 되는 일이 많다고 고백한다. 보통 음식을 먹으면 위의 꽉 찬 느낌이 위벽에 퍼져 있는 자율 신경을 거쳐 뇌로 전달되면서 포만감을 느끼게 된다. 또 혈액 중의 혈당치가 상승함으로써 시상 하부의 포만중추가 자극되어 느끼기도 한다.

일반적으로 정상인은 혈당치 120~130 사이에서 포만감을 느끼는데, 비만인 사람은 이 수치가 상승되어 위 속에 음식이 가득 찼는데도 불구하고 더 먹고 싶다고 느낀다. 때문에 비만이 더욱 심해지는 악순환이 되풀이되고, 자신도 모르는 사이에 과식하게 된다.

무엇을 먹느냐가 중요하다

먹어도, 먹어도 배가 고프다는 아이에게 음식을 전혀 주지 않는 것은 고문이다. 그러므로 음식의 종류를 똑똑하게 골라서 '포만감은 느끼되, 칼로리는 너무 높지 않게' 해주는 것이 가장 효과적이다. 예를 들어 똑같이 포만감을 느낄 수 있어도 식품에 따라 열량은 엄청난 차이를 보인다. 늘 먹는 음식을 살펴보면, 오이 1개 25kcal, 토마토 1개 25kcal, 감자 1개 80~100kcal, 초코파이 1개 175kcal, 단팥빵 1개 250kcal, 쌀밥 1공기 350kcal, 피자 1조각 400kcal, 햄버거 1개 500kcal이다. 토마토 10개와 단팥빵 1개, 오이 20개와 햄버거 1개의 열량이 같다.

그렇다면 단팥빵 1개와 토마토 10개 중 어느 것이 포만감을 더 느낄까. 대답은 간단하다. 살이 찌는 데는 음식의 양도 중요하지만, 무엇을 먹느냐가 더 중요하다. 따라서 평소 아이가 무엇을 주로 먹고, 열량은 어느 정도 되는지 한 번쯤 꼼꼼하게 점검할 필요가 있다.

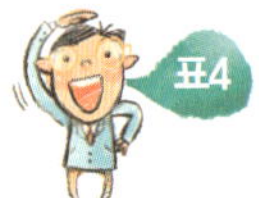

음식별 칼로리

신라면	짜파게티	불고기버거	치킨버거
495kcal	610kcal	418kcal	392kcal
치킨 2개	프렌치 프라이	콜라	오! 감자
324kcal	400kcal	150kcal	200kcal
뿌셔뿌셔	포카칩	팥빙수	
460kcal	231kcal	440kcal	

물론 햄버거에 길들여진 아이를 하루아침에 오이를 좋아하도록 바꿀 수는 없다. 이미 햄버거의 맛에 길들여진 미각이 심심한 맛의 오이에게 호감을 느끼기란 어려운 일이다. 그러므로 무작정 아이에게 오이를 먹으라고 강요하거나 윽박지르기보다 왜 먹어야 하는지에 대해 구체적으로 설명해야 한다. 또는 오이를 먹을 때 아이가 좋아하는 마요네즈를 같이 먹을 수 있게 하면서 서서히 그 맛에 길들여지도록 해주는 것도 노하우다.

주변 분위기가 중요하다

보통 자신은 배가 부른데도 옆에서 과자를 먹거나 맛있게 음식을 먹는 TV 광고를 보면 따라 먹고 싶은 충동이 일어난다. 이런 현상은 미각, 청각, 시각 등 외부 자극이 대뇌의 식욕 조절 기능보다 강할 때 생긴다. 따라서 비만이 되지 않기 위해서는 외부의 자극을 얼마나 잘 참아내느냐가 중요하다. 집 안 여기저기에 음식물을 쌓아놓고 아이에게 자제력을 요구하는 것은 이치에 맞지 않는 일이다. 집 안의 음식은 가능하면 보이지 않게 정리해 두고, 가족 모두가 늦은 시간에는 안 먹는 습관을 들이도록 한다.

비만인 아이를 치료하는 것은 가족 비만을 치료하는 것과 같다. 자제력을 갖기 어려운 아이들에게 억지로 강요하기보다 건강해지는 분위기를 가족이 함께 만들어가야 한다. 아이의 비만을 치료한다는 목표 아래 가족 모두가 건강한 몸을 가질 수 있게 된다면 이보다 더 보람찬 일이 또 있을까.

우리 몸의 공장, 기초 대사량이 중요하다

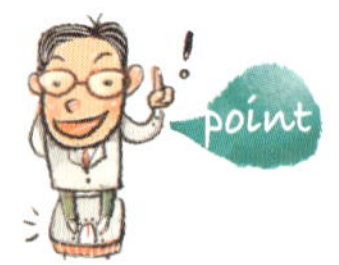

숨을 쉬고, 혈액을 공급하고, 음식을 소화시키는
일에 쓰이는 에너지가 바로 기초 대사량입니다.
기초 대사량이 높을수록 날씬한 몸을 만들 수 있어요!

살이 빠진다는 것

"온 가족이 다이어트에 돌입했어요. 그런데 아무리 운동을 해도 살은 빠지지 않고, 심지어 더 찌는 것 같아요. 아무래도 저희 가족은 운동 체질이 아닌가 봐요."

비만을 치료하기 위해 운동을 시작한 사람들의 경우, 대체로 단숨에 효과가 나타나기를 기대한다. 뿐만 아니라 운동을 얼마나 하면 될까, 또는 어떤 음식을 먹으면 될까 같은 사소한 방법에만 초점을 맞춘다. 그러고는 운동을 해도 왜 살이 빠지지 않는지, 식사 조절을 하는데도 왜 몸무게가 점점 늘어나는지, 의아하게 여긴다.

　잠깐만 생각해 보자. 살이 빠진다는 것은 단순히 무엇을 먹는가, 운동을 했는가 안 했는가의 문제가 아니다. 몸에 축적된 열량을 얼마나 소모했는지가 문제다. 보통 운동을 1시간 했을 때 소모되는 열량은 겨우 300kcal 내외에 불과하다. 더구나 운동을 열심히 하고 난 뒤 출출하다고 라면 한 그릇을 뚝딱 먹기라도 한다면 효과는 전혀 없다.

　결국 생활 전체에 변화가 없는 한 오랜 시간 몸에 쌓인 지방이 하루아침에 사라질 리 없다. 매일 1시간 이상 운동을 한다는 것도 쉬운 일이 아니며 어린아이가 규칙적인 운동으로 몸을 단련하고 칼로리를 소모하는 일은 사실상 불가능하다.

기초 대사량은 무엇인가?

기초 대사량은 지방이 쌓이지 않고, 몸이 제대로 돌아가도록 해주는 열량이다. 우리 몸을 하나의 공장으로 생각해 보자. 그것도 아주 잘 만들어진 전자동 시스템 공장으로 말이다. 이 공장에는 센서가 있어 현재 상태를 파악해 자체적으로 돌아가고 있다. 그런데 A라는 공장은 연료도 우수하고, 기계도 잘 정비되어서 풀가동을 하는 반면, B라는 공장은 정비가 허술해서 기계가 녹이 슬고, 연료도 불순물이 섞인 질 낮은 것을 사용해 자주 고장이 난다.

　여러 번의 경고 신호를 보내 봤지만 주인이 이를 무시하고 계속 방치해 둔다면 어떤 결과가 올까? 이 공장은 가다 서다를 반복하다 좋은 물건을 생산하지 못하고, 결국 문을 닫게 될 것이다.

　매우 단순한 예지만 이와 같은 상황이 다름 아닌 우리 몸에서 일어나고 있다면 어떨까? 하나의 공장에 비교한 몸은 하루에도 엄청난 양의 열량을 스스로 사용한다. 1분 1초도 쉬지 않는 심장과 폐, 입으로 들어오는 음식을 계속 으깨고 반죽하는 위와 소장, 머리와 몸 전체에 영양을 공급하는 혈관들……. 이 모든 일에 에너지가 쓰이고 있다. 이런 이유로 사용되는 에너지는 하루 평균 1,500～2,000kcal다. 게다가 이런 일은 팔다리를 하나도 움직이지 않고 가만히 쉬는 중에도 일어나는데, 이때 소모되는 열량을 기초 대사량이라고 한다. 말 그대로 공짜로 얻는 열량 소비다. 그런데 이런 대사 기능을 느리게 만들 경우, 몸이 제대로 일을 하지 않게 되어 영양분이 그대로 몸속에 쌓이고 만다. 이것이 바로 지방이다.

　따라서 비만을 해결하기 위해서는 자신이 가진 기초 대사량을 최대한 늘리는 노력이 필요하다. 이는 바로 바른 생활습관에서 비롯된다. 기초 대사량을 늘리는 습관이란 의외로 단순하다. 하루 3번의 규칙적인 식사, 몸에 안 좋은 음식을 피하고 꼭 필요한 음식을 섭취하는 일, 되도록 몸을 움직이는 습관을 갖는 것, 매일 규칙적으로 푹 자는 것이다. 아이들에게 이러한 습관부터 익히게 해주면 몸속의 지방은 서서히 줄어들 것이다. 기본을 잘 지키는 것, 이보다 이상적인 방법은 없다는 것을 다시 한 번 기억하자.

가로를 늘리는 음식, 세로를 키우는 음식

음식 공식은 단순합니다. 지방식은 살을 늘리고,
미네랄 성분이 많은 음식은 키를 키우지요.
특히 당분, 요 녀석이 요주의 성분입니다!

음식, 제대로 알고 먹자

사실 어떤 음식을 먹으면 살이 찌는지, 어떤 음식을 골라 먹어야 살찌지 않고 건강한 몸을 만들 수 있는지는 우리 모두 알고 있다. 음식 공식이란 단순하기 때문에 배우지 않아도 자연스럽게 알고 있고, 심지어 살이 찌는 음식은 눈으로도 벌써 알 수 있다. 접시 위에 기름이 줄줄 흐르는 음식을 보면 그 기름이 몸속으로 들어가 보기 좋게 지방을 만드는 게 한눈에 그려진다. 상큼하게 무친 채소 한 접시와 된장국을 즐겨 먹는 사람과 지방이 덕지덕지 붙어 있는 삼겹살을 먹거나 튀김 요리를 좋아하는 사람이 똑같은 몸매를 유지한다면 너무 불공평하지 않은가.

가로, 즉 비만은 해결하고 세로, 즉 성장을 촉진하는 이 두 가지 문제만 제대로 해결할 수 있다면 신체의 균형은 완벽해질 것이다. 매일 먹는 음식 중에는 가로만 늘리는 음식이 있는가 하면, 세로를 잘 키우는 음식도 있다. 키를 키우면서 살이 찌지 않게 하는 음식을 골라내기 어렵다면 이쯤에서 함께 공부해 보자.

먼저 가로를 늘리는 음식, 즉 뚱뚱한 아이를 만드는 음식에는 어떤 것이 있을까. 가장 먼저 떠오르는 것이 지방식이다. 기름진 음식, 예를 들어 삼겹살, 오겹살 같은 지방이 많은 육류, 튀김류, 피자 같은 음식이 대표주자다. 당분도 빼놓을 수 없다. 빵, 라면이나 우동 그리고 국수 같은 면류, 과자와 사탕, 주스 등 우리가 흔히 먹는 음식에는 생각보다 많은 양의 당분이 들어 있음을 잊지 말자.

하지만 여기서 알아두어야 할 것이 있다. 적당한 지방과 탄수화물의 섭취는 자라나는 아이들에게 꼭 필요하다는 것이다. 단, 이런 영양소는 많이 먹기 쉽고, 지나치면 비만으로 이어질 가능성이 높기 때문에 양을 절제해야 한다.

세로를 키우는 음식

그렇다면 세로를 키우는 음식에는 어떤 것이 있을까. 주로 단백질, 비타민, 칼슘과 같은 미네랄이 풍부하게 들어 있는 음식을 꼽을 수 있다. 단백질의 경우, 육류의 섭취가 늘어나면서 그 섭취량도 늘어난 게 사실이다. 하지만 육류를 많이 먹을 경우, 동물성 지방의 섭취도 함께 늘어나 비만이나 동맥경화, 심장 질환과 같은 성인병으로 이어질 확률이 높다. 따라서 육류뿐만 아니라 생선, 두부와 같은 콩류를 섭취하도록 유도하자.

비타민과 미네랄은 특히 우리나라 아이들에게 부족하기 쉬운 영양소다. 흔히 칼슘 하면 우유를 떠올리고, 먹기 쉽다는 생각에 하루에 몇 리터씩 마시는 경우가 종종 있는데, 이것은 바람직하지 못하다. 동양인 중에는 우유의 당을 분해하는 효소가 부족한 경우가 많고, 우유에는 유지방이 많아 칼슘과 함께 지방의 섭취도 늘어나기 때문이다.

어떤 영양소든 한 가지 음식만 섭취하는 것은 좋지 않다. 우유 외에 시금치나 현미, 보리, 멸치, 뼈째 먹는 생선, 건새우 등에도 칼슘이 많이 들어 있으므로 골고루 섭취하도록 신경 쓰자.

칼슘 식품을 많이 섭취한다고 해도 몸에서 제대로 쓰이지 못하면 뼈가 튼튼해지지 않는다. 칼슘이 잘 흡수되려면 여러 가지 미네랄과 비타민의 상호 작용이 필요하다. 따라서 고기나 생선을 먹을 때는 반드시 녹황색 채소를 함께 먹는 습관을 만들어줄 필요가 있다. 보기에 아름다운 음식이 맛도 있고 영양가도 높다. 빨주노초파남보 다양한 색깔의 화려한 식탁은 그만큼 많은 재료들이 어우러져 있다는 것을 의미하고, 재료의 컬러는 모양뿐만 아니라 영양 성분과도 밀접한 관계가 있다.

무엇을 선택해 어떻게 먹느냐는 음식을 만드는 엄마의 특권이다. 평소 우리 집 식단에 문제가 없는지 다시 한 번 점검해 보자.

날씬한 아이를 원하시나요?

나는 네가 간밤에 먹은 음식을 알고 있다

요즘 아이들, 눈치가 100단인 것 다 아시죠?
어른이 먼저 실천하지 않으면
아이는 절대 동참하지 않는답니다.

몸이 아무것도 모른다고 생각하지 마라

"애들 눈치 보느라 먹고 싶은 것도 마음대로 먹을 수가 없어요. 통닭 한 마리 마음대로 먹지 못한다니까요. 조상님이 따로 없어요. 남편은 매일 밖에서 저녁을 먹고 들어올 정도예요."

비만아 치료 프로그램에 돌입한 한 아이의 엄마가 하소연을 하고 돌아갔다. 충분히 공감할 수 있는 말이다.

자, 그렇다면 이쯤에서 잘못된 식습관의 예를 하나만 보자. 우리의 위는 매우 솔직한 편이어서 먹은 음식을 먹지 않은 척해도 절대로 속지 않는다. 적어도 지난밤에 무얼 먹었는지, 말 못하는 몸이 속속들이 알고 있다는 뜻이다. 잠들기 직전까지 꾸역꾸역 위를 채우면 소화가 제대로 될 리 없고, 다음날 아침까지 더부룩하니 아침식사를 하는 것도 불가능하다. 아침식사를 못 했으니 점심 때가 되기도 전에 허기를 느끼고, 몸도 마음도 자기 역할을 할 수 없다. 악순환을 되풀이하는 것이다. 야식이라는 잘못된 습관 하나가 생활 전체를 엉망으로 만들어버리는 셈이다.

사실, 아이가 뚱뚱해지기를 바라는 엄마는 한 명도 없다. 하지만 아이를 비만으로 만드는 데 가장 큰 역할을 하고 있는 것 역시 엄마다. 비만의 원인은 여러 가지가 있지만, 매일 먹는 음식이 가장 큰 영향을 미친다. 결국 살찌는 음식, 살찌기 쉬운 습관이 비만아를 만든다. 물론, 엄마들에게만 책임을 돌리는 것은 불공평하다. 이쯤에서 책임 소재를 더욱 분명하게 하면 아빠도 비만아를 만드는 데 일조하는 일이 많다. 기름진 음식을 좋아하고 지글거리는 볶음 음식이 없으면 밥투정을 하고, 밤늦게 맥주 한 잔에 소시지를 좋아하는 아빠라면 아이의 비만에 일조한 장본인이라고 할 수 있다.

비만아는 대부분 뚜렷한 공통점을 갖고 있다. 좋아하는 음식만 골라 먹으며, 맛있다고 생각되는 음식만 보면 과식을 하고, 정해진 시간도 없이 음식이 눈에 보이면 시시때때로 먹는다. 좀더 과격하게 표현하면 먹는 일에 목숨을 건 일상을 살고 있다. 결국 비만을 치료하려면 지금까지의 식습관과 정반대로만 하면 된다.

날씬한 아이를 원하시나요?

엄마들이 가장 범하기 쉬운 실수 중 하나는 아이가 밥을 금방 먹어치우면 잘 먹는다고 칭찬하고, 천천히 먹으면 야단을 치는 것이다. 우리 몸에는 포만중추, 즉 배가 부르다고 느끼게 해주는 뇌의 기능이 있는데, 이 기능이 식사를 하면서 일을 하면 좋겠지만, 녀석들은 언제나 늑장을 부리곤 한다. 식사로 배를 채우고 대략 20분 정도가 지나야 비로소 배가 부르다는 느낌이 전달된다. 배부르게 먹고 난 다음, 처음에는 만족감에 기분이 좋다가 시간이 지나면서 불쾌할 정도로 거북해지는 것도 이 때문이다. 밥을 빨리 먹을수록 포만감을 느낄 시간은 줄어들기 때문에 뚝딱 먹어치우는 것을 칭찬할 이유가 전혀 없다.

또 하나 중요한 것은 천천히 꼭꼭 씹어 먹는 습관이다. 한 번 먹을 때마다 수저를 내리게 하고, 즐거운 대화를 하면서 식사할 수 있도록 하자. 잘 씹는 것은 소화에 도움이 될 뿐 아니라 저작근, 즉 씹는 데 쓰이는 근육이 효율적으로 사용되어 뇌를 좋게 한다. '밥 먹을 때는 밥만 먹어라', '식사 시간에 왜 이야기를 하느냐' 같은 전통 식사 습관은 이제 버려야 할 때가 됐다.

또 무엇을 어떻게 먹느냐 만큼 중요한 것이 조리법이다. 지나치게 달거나 맵거나 짠 음식, 기름진 음식은 성장기 아이들에게 좋지 않다. 튀기거나 볶는 대신 굽거나 찌거나 조리는 것이 좋고, 몸에 꼭 필요하다고 알려진 5대 영양소, 즉 탄수화물, 단백질, 지방, 비타민, 무기질을 골고루 섭취할 수 있도록 풍부한 재료를 사용해 음식을 만드는 것이 중요하다.

비만아의 경우, 무엇보다 당분 관리가 필요하다. 당분은 우리가 신체 활동을 하는 에너지원으로 꼭 필요한 영양소지만, 섭취하는 형태에 따라 건강에 치명적일 수도 있다. 우리 몸은 당분을 완전히 연소시키기 위해 각종 알칼리성 미네랄과 비타민을 다량으로 사용한다. 비타민과 미네랄은 생리 기능을 조절하고 질병을 예방하는 중요한 역할을 하며 단백질과 함께 키를 크게 하는 데도 도움을 준다. 특히 몸속에서 잘 만들어지지 않고, 음식으로도 흡수가 잘 안 되는 것들이 많다. 이렇게 귀한 영양소가 당분 때문에 저절로 소모되는 것이다.

그렇다면 몸에 꼭 필요하면서도 유해하기도 한 당분을 어떻게 섭취하면 좋을까. 당분은 사탕이나 과자에만 들어 있는 것이 아니다. 과일이나 쌀에도 많이 들어 있다. 과일은 당분뿐만 아니라 비타민과 미네랄도 함께 들어 있어 일석이조다. 쌀의 씨눈과 껍질도 마찬가지다. 따라서 몸에 좋은 영양소를 전부 제거해버린 백미 대신 현미식을 권한다.

위험한 조리 습관, 과연 우리 집은?

아이들은 음식에 대한 자제력이 부족하고 스스로 조절하기도 힘들다. 아무리 몸에 좋은 영양소에 대해 이야기해도 심각하게 받아들이지 않는다. 결국 아이의 식생활 문제는 부모의 몫이다. 음식을 준비하는 엄마가 먼저 바뀌고, 그 음식을 먹는 아빠가 먼저 실천하지 않으면 아이는 절대로 따라하지 않는다. 아이가 조상님이라고 표현했던 엄마의 말이 딱 들어맞는 셈이다.

날씬한 아이를 원하시나요?

- 조림보다 볶음 또는 튀김 요리를 자주 한다.

- 식단을 짤 때는 아이들이 좋아하는 음식이 우선이다.

- 생선보다는 육류 위주의 식단이 많다.

- 저녁식사에는 반찬이 많지만 아침식사나 점심식사는 매우 간단하다.

- 프라이팬 하나로 거의 모든 요리를 다 만든다.

- 음식이 짠 편이다.

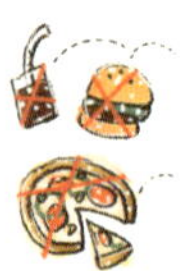

- 패스트푸드나 간단한 요리로 식사를 해결할 때가 많다.

위에 제시한 사항들은 비만아를 만드는 엄마의 위험한 조리 습관들이다. 한번쯤 체크해 보고, 우리 가족의 식습관에 얼마나 적용되는지 살펴보자. 위의 항목과 반대되는 식습관만 가진다면 아이는 물론, 엄마와 아빠도 날씬하고 건강한 몸을 갖게 될 것이다.

체크해 보세요!

아이가 체크해볼 사항

☐ 영양가 높은 저열량 식품보다는 열량이 높고, 달거나 기름진 음식을 선호한다.

☐ 배가 고프지 않아도 습관적으로 항상 먹고 싶은 충동을 느낀다.

☐ 음식을 먹을 때 상황에 대한 변명이 많다.

☐ 한꺼번에 많이 먹고, 주로 오후에 많이 먹는다.

☐ 몸에 필요한 영양소에 대하여 관심이 없고, 아는 것이 별로 없다.

☐ 잘한 행동에 대한 보상을 먹는 것으로 받기를 원한다.

☐ 사람들과 만나거나 특별한 행사가 있을 때에도 항상 먹는 것과 관련된 생각과 행동
을 한다.

엄마, 아빠가 체크해볼 사항

☐ 자녀의 비만에 대한 뚜렷한 목표가 있다.

☐ 체중 조절에 비교적 협조하고 있다.

☐ 식사 환경과 식품 선택에 대해 관심이 많다.

☐ 평소 가족과 시간을 많이 보내는 편이다.

☐ 체중 조절에 필요한 지지와 지원을 해주고 있다.

☐ 자녀에게 책임감과 자부심을 부여하고 있다.

☐ 식사 조절과 운동에 있어서 모범이 되고 있다.

아침식사는 황제처럼,
저녁식사는 거지처럼

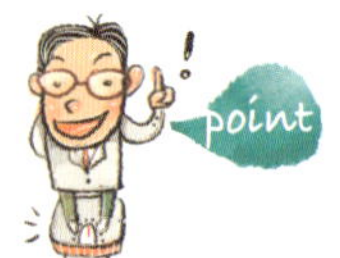

아침식사를 하지 않는 사람들 중
90% 이상이 비만이라는 통계가 있어요!
먹어야만 살이 빠지는 아침식사, 정말 신기하지 않나요?

살이 찌지 않는 이상한 식사

세 끼 식사의 중요성과 비중에 대해 표현한 말 중에서 누구나 쉽게 공감하는 것이 있다. '아침은 황제처럼, 점심은 일꾼처럼, 저녁은 거지처럼'이라는 말이다. 아침에는 몸속의 장기들도 함께 일어나 일을 하기 시작하고, 뇌도 활동을 시작해 모든 대사가 활발해진다. 이렇게 활동을 시작하는 시간에 영양소가 적절하게 공급되어 기초를 다져놓으면 하루에 필요한 힘을 얻을 수 있다.

그러므로 하루 세 끼 식사 중에 가장 중요한 것을 꼽으라면 아침식사라고 말할 수 있다. 실제로 조사를 한 결과, 아침을 거르고 하루에 두 끼만 먹는 아이들은 그렇지 않은 아이들에 비해 한 끼 식사량이 많은데도 불구하고, 영양의 불균형을 이루는 경우가 많았다. 어차피 몸속에 흡수시키는 것이니 여러 번에 나눠 하는 것이나 한 번에 많이 먹는 것이나 다를 것이 없다는 생각은 오산이다. 몸은 한 번에 가득 기름을 넣거나 나눠서 넣는 것이 별 차이가 없는 자동차가 아니다. 많은 영양소가 한꺼번에 많이 들어오는 경우와 적당히 필요한 만큼 나눠서 들어오는 경우, 몸의 반응은 달라질 수밖에 없다. 몸의 흡수와 대사, 저장 방식이 달라지기 때문이다.

아침식사를 거르는 경우, 저녁이나 야식의 양이 많아질 수밖에 없으므로 비만이 될 확률이 높다. 아침식사는 몸의 대사를 왕성하게 하는 데 사용되는 반면, 저녁식사는 주로 몸속에 저장된다. 따라서 아침보다 저녁에 풍성한 식사를 하다 보면 저장량이 점점 많아져 쉽게 살이 찐다.

규칙적으로 꾸준하게

하루 일과가 빼곡한 아이들은 늘 피곤을 호소하고, 잠자리에서 일어나지 않으려고 한다. 그런 아이를 깨워 아침까지 챙겨 먹이는 것은 쉬운 일이 아니다. 결국 뜨는 둥 마는 둥 허겁지겁 학교로, 유치원으로 달려간다. 그쯤 되면 아침을 먹이는 것보다 좀더 자게 두는 것이 낫지 않을까 망설여진다.

뿐만 아니라 식사 시간이 되어도 배가 고픈 것을 느끼지 못하는 아이

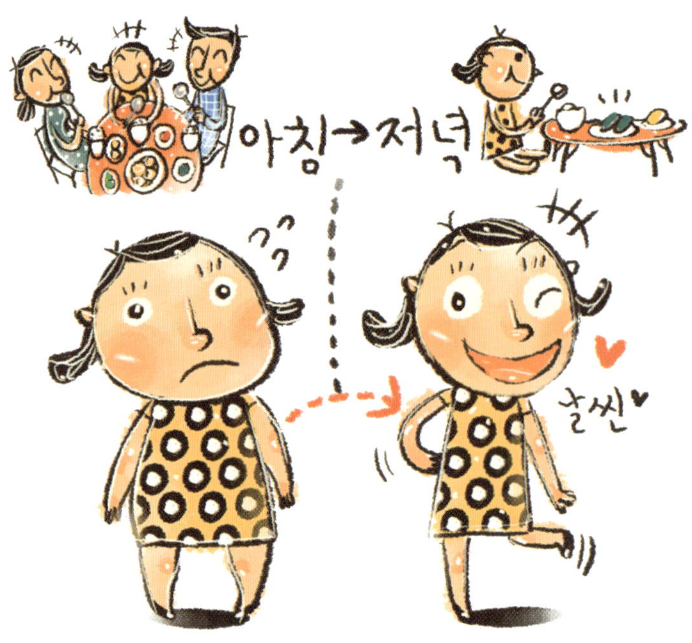

들도 있다. 군것질을 많이 했거나 몸속의 대사가 활발하지 못한 까닭이다. 올바른 식습관의 가장 중요한 원칙은 '규칙성' 이라는 것을 기억하자. 영양가 풍부한 아침식사로 하루를 시작하고, 하루 종일 열심히 활동하며, 4~5시간 간격으로 필요한 영양소를 꼬박꼬박 공급해 준다면 불필요한 지방의 저장이나 영양소의 불균형이 있을 수 없다.

아침식사를 하기 위해서는 생활 패턴 자체에도 변화가 있어야 한다. 가족 모두가 잠자는 시간과 일어나는 시간을 조금씩 앞으로 당기자. 처음에는 힘들겠지만 익숙해지면 훨씬 몸이 가볍고 건강해지는 것을 느낄 수 있을 것이다. 또 입맛 없는 아이를 위해 아침에 맛있게 먹을 수 있는 음식을 개발하는 노력과 지혜가 필요하다. 가족 모두가 일찍 일어나 가볍게 몸을 풀고, 함께 모여 아침식사를 하는 생활이 습관화되었다면 이미 비만 치료 1단계에 들어섰다고 할 수 있다.

날씬한 아이를 원하시나요?

패스트푸드,
쉽고 빠른 음식의 공격

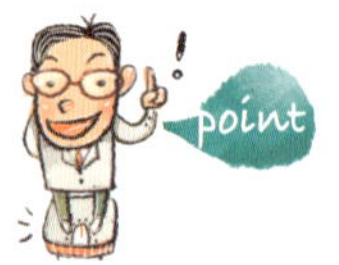

패스트푸드는 열량이 높은 반면 꼭 필요한 영양소는
제대로 갖추고 있지 않은 경우가 대부분이죠.

입이 좋아하는 음식과 멀어지기

'웰빙wellbeing' 이라는 단어가 최고의 화두로 떠올랐다. 어린아이부터 시
골에 사는 할아버지까지 웰빙이라는 말을 사용한다. 웰빙이란 아주 단
순하게 말해 '잘 먹고 잘 살자' 는 뜻이다. 음식이 단순히 배를 채우는 것
이 아니라, 몸을 건강하게 만드는 수단으로 받아들여지고 있는 것이다.

웰빙이라는 말의 등장은 잘못된 생활 방식을 바로잡겠다는 의지에서
비롯된 것이다. 그도 그럴 것이 그동안 우리는 '빨리빨리, 쉽게 쉽게' 라
는 문화에 길들여져 있었다. 생활이 바쁜 만큼 빨리 조리해서 쉽게 먹을

수 있고, 오랫동안 배가 든든한 고열량식을 최고로 꼽았다. 패스트푸드가 바로 이런 조건에 딱 들어맞는 음식이었다. 주머니에 2~3,000원만 있어도 두툼한 햄버거 하나에 속 시원한 콜라 한 잔쯤 충분히 사먹을 수 있으니 시간에 쫓기는 어른이나 빈집을 지키는 아이들은 유혹당할 수밖에 없었다.

하지만 이런 음식들에 익숙해지면서 문제가 생겨나기 시작했다. 아이들은 고열량식을 몸에 흡수시키면서 투실투실 살이 찌기 시작했는데, 영양면에서는 오히려 불균형 상태에 빠진 것이다. 뿐만 아니라 조급한 성격, 집중력 상실, 학습 장애 같은 이상 증세를 보이기 시작했다.

음식은 단순히 몸을 만드는 것뿐만 아니라 정신까지도 만들어주는 중요한 재료다. '빨리빨리' 같은 말을 강조하며 반 조리된 음식을 식탁 위에 올리거나, 씹지 않고 마시기만 하면 되는 음료수와 생식으로 아침식사를 대체해버리는 요즘, 건강한 몸과 마음을 갖는 일은 쉽지 않다.

패스트푸드의 문제는 열량은 높은 반면, 아이들 몸에 꼭 필요한 영양소는 제대로 갖추고 있지 않다는 점이다. 예민하고 섬세한 비타민과 미네랄이 험한 환경을 견뎌내지 못하기 때문이다. 물론 먹는 것이 귀했던 시절에는 기본적인 영양조차 부족한 경우가 많았고, 그래서 어떤 음식이든 많이, 잘 먹을 수 있는 아이들이 건강하게 자라곤 했다.

하지만 최근에는 상황이 많이 달라졌다. 대부분의 아이들이 고열량 음식의 홍수 속에서 생활하고 있다. 그렇다고 모든 영양이 과잉 상태에 있는 것일까. 그렇다고 대답하기는 힘든 상황이다. 배불리 잘 먹고 있지

날씬한 아이를 원하시나요?

만 꼭 필요한 영양분은 제대로 흡수하지 못하는, 이를테면 풍요 속의 빈곤인 상황이다.

모발 미네랄 검사를 통해 아이들의 영양 상태를 보면 대부분의 비만 아들이 영양의 과잉이 아니라 불균형, 부분적으로는 결핍까지 나타나고 있다는 것을 알 수 있다. 아이의 성장과 건강을 위해 꼭 필요한 여러 가지 비타민과 미네랄이 거의 부족한 상태다. 탄수화물과 당분, 지방에만 치중해서 음식을 섭취하다 보니 다른 영양소들이 외면당하고, 조금 섭취한 영양소도 각종 식품 첨가제나 유해한 성분들을 대사하는 데 소모되어 결핍 상태는 심각하다.

우리 것이 좋은 것이다

음식을 주제로 한 어떤 프로그램에서 초등학교에 다니는 아이들을 대상으로 청국장에 대한 인식을 조사한 적이 있다. 그 프로그램에 등장한 아이들 중에는 청국장이 무엇인지조차 모르는 경우가 많았다. 냄새가 나기 때문에 집에서는 해 먹을 수 없는 음식이라는 인식도 강한 편이었다. 그 아이들에게 자신들의 입맛에 맞게 조리한 청국장 음식을 먹게 하자, 놀랍게도 맛있다는 반응을 보이며 한 그릇씩 뚝딱 비우는 모습이 방송되었다. 밥상의 개혁이 필요한 이유를 다시 한 번 깨닫게 해준 순간이었다.

올바른 성장이란 속을 잘 채운 다음 그 결과로 자연스럽게 외형이 자라나는 것이다. 그를 위해서는 천연 소재의 식품, 시간과 정성이 들어간 음식이 필요하다. 재빨리 먹어치울 수 있는 패스트푸드 대신 오랫동안

발효시킨 된장, 김치, 두부 등 고유의 슬로푸드 음식에 맛을 느낄 수 있
도록 노력해 보자. 이런 음식은 몸은 알토란처럼 탱글탱글하게, 정서적
으로는 안정된 아이로 자라게 할 것이다.

　아이가 받아들이기 쉽도록 가짜 패스트푸드를 엄마가 만들어주는 것
도 한 가지 방법이다. 예를 들어 햄버거 대신 두부버거, 스파게티 대신
김치볶음 국수 등 대체 음식을 찾아보자. 건강 재료와 친해지는 훈련을
통해 아이의 입맛을 바꿔보자.

물 마시고 살 빼고, 일석이조 다이어트

비만아의 특징은 물을 잘 마시지 않는다는 것!
식사 30분 전, 식사 중, 식사 후 1시간을 피해서
하루 1.5리터의 물을 마시게 해주세요!

물에 대한 궁금증

물이 몸에 좋다는 것을 모르는 사람은 없다. 물이 건강한 몸을 만들고, 촉촉한 피부를 만든다는 것을 다 알고 있으면서도 습관이 배지 않아서 못하고 있을 뿐이다. 하지만 가장 흔하게 먹을 수 있는 음식 또한 바로 물이다. 보약을 짓는데는 큰돈을 쓰지만, 큰돈 들이지 않고도 몸을 챙길 수 있는 물은 어쩐지 신뢰감이 떨어진다고 생각하는 모양이다.

물이 사람을 얼마나 건강하게 만드는지에 관한 보고들은 계속 이어지고 있다. 물에 대한 관심이 높아지는 만큼 궁금증도 커지는 게 사실이다.

사람들은 보다 건강해지기 위해 물을 찾기 시작했다. 물을 많이 마시는 것이 몸에 좋다는 생각에 하루 종일 곁에 두고 사는 사람들도 있다. 그렇다면 모두가 궁금해 하는 것처럼 과연 물을 많이 마시는 것이 무조건 몸에 좋을까? 얼마나 마셔야 효과가 있을까? 아무 때나 마셔도 괜찮은 것일까?

물의 장점은 크게 3가지로 나눌 수 있다. 우선, 적당한 물의 섭취는 물질대사를 촉진시켜 건강에 도움을 준다. 몸에서 비롯되는 대부분의 대사와 생화학적 반응에 꼭 필요하다. 게다가 칼로리가 전혀 없고, 사용하고 남은 것은 바로 몸 밖으로 배출되기 때문에 많이 마셔도 문제가 없다.

또 체내에 들어간 물을 배설하려면 흡수, 소화, 배설에 이르기까지 여러 단계를 거치면서 많은 에너지가 소비되므로 체내에 쌓이는 에너지를 줄여주는 역할도 한다. 참 고마운 일이 아닐 수 없다.

마지막으로 밥이 들어갈 공간을 조금이라도 채워주기 때문에 식사량도 줄일 수 있다. 물을 마시면 배가 부르기 때문에 간혹 살이 찌는 것은 아닐까 걱정하기도 하는데, 이는 영양소가 증가된 것이 아니라 체내의 수분만 증가된 것이므로 신경 쓸 필요 없다.

하지만 그렇다고 해서 아무 때나, 무조건 아이들에게 물을 먹게 하는 것은 좋지 않다. 언제, 어떻게, 왜 마셔야 하는지 엄마가 먼저 알아두자.

물은 아무 때나 마셔라?

물을 많이 마시면 약간의 포만감이 느껴지는데 이것이 다이어트의 효과는 아니다. 물을 마신다고 해서 배고픔이 사라지지는 않는다. 또 식사 직전이나 식사 중에 계속 물을 마시는 것은 좋지 않다. 식사 중에 물을 많이 마시는 사람과 거의 마시지 않는 사람을 비교했을 때 물을 많이 마시는 사람이 비만이 될 확률이 높다는 연구 결과가 있다. 이것은 아이들도 예외가 아니다.

비만을 예방하거나 아이의 비만을 치료하기 위해서는 식사하기 30분 전부터 식사 도중, 그리고 식사 후 1시간까지는 되도록 물을 많이 마시지 않도록 지도하는 것이 좋다. 간단히 설명하면 췌장에서 분비되는 인슐린은 혈액 속의 포도당을 근육 세포로 이동시켜 에너지를 생산하는 데 사용된다. 인슐린이 분비되는 동안 근육 세포는 필요한 에너지원인 포도당을 얻게 되므로 그 순간에 혈액 속에 있는 다른 영양소들은 지방 조직에 저장된다.

그런데 식사 도중 물을 많이 섭취하면 어떻게 될까. 혈당이 식사 후에 시간을 두고 천천히 상승해야 인슐린의 분비도 따라서 천천히 상승하는데, 식사 중에 수분을 많이 섭취하면 포도당의 흡수 속도가 빨라져 혈당이 급속하게 상승되고, 이에 따라 혈액 중의 인슐린 농도도 높아진다. 이렇게 되면 혈액 중에 있던 포도당 외의 다른 영양소는 모두 지방으로 변하여 지방 세포에 저장된다. 결국 체지방률이 높아지게 된다.

따라서 식사 도중에는 물의 섭취를 최대한 억제시키는 것이 좋으며,

식사도 여유 있게 천천히 하는 습관을 들이도록 한다. 하지만 식사 시간 외에는 물을 자주, 그리고 충분히 섭취하는 것이 좋다. 하루 1.5리터 정도 마시는 것이 좋다. 특히 운동을 할 때는 갈증을 느끼기 전에 소량의 수분을 자주 섭취해 주는 것이 바람직하다.

아이들이 좋아하는 맛있는 물을 준비해 주는 것도 요령이다. 둥굴레차, 보리차, 옥수수차 등 구수한 맛이 나는 건강 차를 끓여서 식힌 뒤 시원하게 마시게 하자. 또 차가운 물에 레몬을 약간 넣어 새콤한 맛이 나게 하거나 허브 잎을 띄워서 향기를 나게 만들어 아이들이 호기심을 갖게 하는 것도 좋은 방법이다.

날씬한 아이를 원하시나요?

비만을 이길 수 있는
식사법과 운동법

가장 중요한 것은 규칙적인 세 끼 식사.
여기에 걷기 운동만 생활화해도
저절로 날씬해진답니다!

건강한 식습관 만들기

"우리 아이는 절대로 비만이 아니거든요. 그러니까 뭘 먹어도, 운동을
하지 않아도 괜찮죠?"

이렇게 말할 수 있는 부모가 과연 있을까. 건강을 놓고 장담하는 것은
굉장히 무모한 일이다. 좋은 식습관, 규칙적인 운동 습관이라는 기본 원
칙은 살이 찐 아이든, 그렇지 않은 아이든, 강도의 차이가 있을 뿐 모든
아이들에게 필요한 것이며 평생 건강을 지켜주는 지침서와 같다.

그렇다면 가장 먼저, 매일매일 실천해야 할 식사요법의 원칙부터 살

펴보자. 아이의 식습관을 파악하는 게 가장 먼저 해야 할 일이다. 무조건 적게 먹기보다 비만의 원인이 되는 음식과 많은 식사량, 잘못된 식습관을 고치는 것이 중요하다. 그후에 계획된 열량 내에서 골고루 영양을 섭취하도록 유도해야 한다. 비만은 영양의 편중 상태라고도 할 수 있으므로 여러 가지 음식을 통해 골고루 영양을 섭취한다. 또 무엇보다 중요한 것은 이런 노력들을 꾸준히 계속해 나가는 것이다. 아이들의 경우에는 급격히 체중을 감소시키겠다는 생각보다 꾸준히 노력하면서 건강한 몸과 날씬한 몸을 동시에 만들어가는 것이 중요하다.

다음은 보다 세부적인 식사 요령이다. 아래에 나열한 사항들을 지키기 위해 노력한다면 저절로 건강한 식습관을 가질 수 있게 될 것이다.

- 하루 세 끼 식사를 균형 있게 규칙적으로 한다.
- 식사와 식사 사이에 가벼운 간식 시간을 넣어 폭식을 하지 않게 한다.
  간식으로는 우유, 유제품, 과일, 채소 등이 좋다.
- 열량이 낮은 음식이나 채소, 콩류 등으로 다양한 요리를 개발하여 아이가
  질리지 않고 먹을 수 있게 한다.
- 기름에 볶거나 튀기는 음식보다는 찌거나 삶는 조리법을 활용한다.
- 저지방 우유와 물을 충분히 마시도록 한다.
- 설탕, 꿀 등의 단순 당이 많이 들어 있는 식품, 즉 사탕, 탄신음료, 케이크,
  초콜릿 등은 피한다.
- 비타민과 무기질이 풍부한 채소, 과일을 충분히 섭취한다.

날씬한 아이를 원하시나요?

- 패스트푸드, 인스턴트식품, 가공 식품을 최대한 절제시킨다.
- 열량은 낮으면서 포만감을 주는 김, 미역 등 해조류를 많이 먹는다.
- 음식이 짜거나 매우면 식욕이 더 자극되므로 싱겁게 조리한다.
- 다른 일을 하면서 먹지 않게 한다. TV를 보거나 책을 읽으면서 음식을 먹다 보면 무의식중에 과식을 하게 된다.
- 미리 먹을 만큼 따로 덜어서 먹는다.
- 아이가 먹을 것을 요구할 때 정말 배고픈 상태인지 확인한다.
- 식사는 물론 간식도 항상 정해진 장소에서만 먹는다.
- 천천히 꼭꼭 씹어서 먹도록 유도한다.
- 식사 후에는 곧바로 이를 닦는다.
- 밤늦게 음식을 먹지 않는다.
- 음식을 눈에 보이지 않는 곳에 둔다.

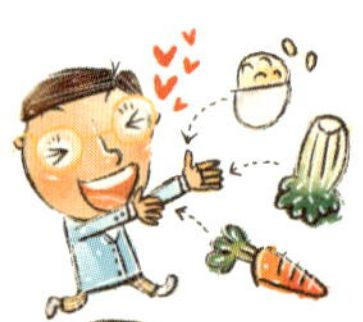

물론, 이런 원칙을 모두 지키는 것이 쉬운 일은 아니다. 가족이 다함께 위의 원칙들을 체크해 보고 꾸준히 노력할 때 비로소 아이도 동참할 것이다.

아이와 함께 장보기와 요리를 해보는 것도 좋은 방법이다. 장을 보면서 자연스레 채소와 과일의 영양에 대해 가르쳐줄 수 있다. 늘 먹는 재료들을 직접 보면서 영양에 대해 이야기를 나눠보기도 하고, 아이가 고른 재료로 엄마와 함께 요리를 만들다 보면 평소 싫어하던 음식에 대한 생각이 조금은 바뀔 수 있다.

"이 음식은 절대 먹으면 안 돼!"라는 말은 하지 않는 것이 좋다. 평일에 패스트푸드를 먹지 않았다면 주말에 한 끼 정도는 아이가 좋아하는 음식을 먹을 수 있도록 해주는 것도 요령이다. 담배를 끊는 것이 하늘의 별 따기인 것처럼 패스트푸드를 끊는 것도 아이들에게는 고통스러운 일일 수 있다.

급할수록 천천히 가야 한다

누구나 나쁜 음식을 평생 안 먹으면서 살 수는 없다. 단지 얼마나 적게 먹느냐의 차이일 뿐이다. 그러므로 지나치게 엄격한 방침을 세우기보다 상황과 때에 맞게 가르치자.

이외에 주의할 일은 조급한 마음 때문에 아이에게 스트레스를 줘서는 안 된다는 것이다. 식사 조절이나 운동을 무리하게 강요하면 폭식 같은 나쁜 습관을 부를 수 있다. 약속을 어겼다고 나무라기보다 잘했을 때 격려와 칭찬을 아끼지 않는 것이 좋다.

또한 올바른 식습관이 몸에 배기 전까지는 신경이 예민해지거나 불안해질 수 있으므로 가족들이 관심과 사랑을 충분히 보여주는 것이 무엇보다 중요하다.

규칙적인 운동도 체중 조절에 필수다. 특히 운동 후에는 공복감으로 인해 고칼로리 음식이나 청량음료 등을 많이 찾을 수 있으므로 운동 이후의 시간에 세심한 관심을 가져야 한다. 운동이 끝난 후 적어도 30분 이후에 음식을 먹게 하고, 우유나 과일 등 수분이 듬뿍 함유된 음식을 준비

날씬한 아이를 원하시나요?

해 주는 것이 좋다.

비만인 아이에게 가장 효과적인 운동은 빠르게 걷기, 자전거 타기, 계단 오르기, 에어로빅, 탁구, 배드민턴, 수영, 조깅, 줄넘기, 등산, 농구 등의 유산소 운동과 지구력을 필요로 하는 운동들이다. 아령, 역기, 씨름, 유도 등은 근육을 키우는 데는 좋지만 키를 키우지는 못하므로 성장기의 비만아에게는 그다지 도움이 되지 않는다.

운동을 꾸준히 하기 위해서는 억지로 강요하기보다 아이가 좋아하는 운동을 선택하여 재미있게 할 수 있는 분위기를 만들어주는 것이 좋다. 친구나 부모, 형제와 함께하면 효과는 두 배다.

집에서 하는 3개월 비만 치료 프로그램

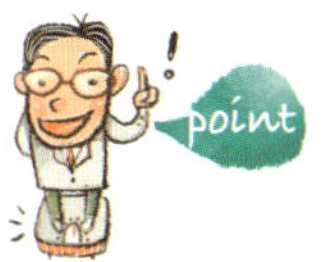

비만 치료를 위한 최고의 장소는
병원이 아니라 집입니다.
집에서 할 수 있는 맞춤 프로그램을 만들어보세요!

아이들을 위해 비만 치료를 할 때, 가장 부담이 되는 사람은 역시 부모다. 더구나 부모의 나쁜 습관이 아이에게 그대로 학습된 경우, 부모부터 달라져야 한다. 예를 들어 부모는 TV를 시청하거나 야식을 먹으면서 아이에게만 잠을 자라, 공부해라, 그만 먹어라 같은 주문을 할 수는 없는 노릇이다.

첫째 달_ 아침 바꾸기

아이의 비만 치료를 위해서 가장 먼저 해야 할 일은 아침 습관 바꾸기다.

온 가족이 1시간 일찍 자고, 1시간 일찍 일어나는 것이 아침 바꾸기의 시작이다. 1시간 일찍 일어나 온 가족이 함께 운동을 하거나 집 안을 청소해 보자. 소아 비만의 치료를 위해서는 반드시 '온 가족'이 함께해야 한다는 것을 잊지 말자. 아침의 가벼운 활동은 부족한 유산소 운동을 대신하고, 대뇌를 활성화시켜 집중력을 높여준다.

또 자연히 입맛이 생기고, 더부룩함도 사라지게 되어 아침식사를 하는 일이 수월해진다. 가볍게 먹을 수 있는 아침식사를 전날 저녁에 미리 준비해 두었다가 온 가족이 함께 먹을 수 있도록 하자.

매일 아침에 체중을 재는 습관을 들이는 것도 좋다. 그러나 숙제 검사라도 하듯이 체중을 재는 것은 아이에게 스트레스를 줄 수 있으므로 피하자. 이 시기에 체중을 매일 재는 이유는 식습관과 체중 사이의 밀접한 관계를 아이에게 교육시키기 위한 것이다. 아침에 1시간 일찍 일어나니 체중도 줄어들고, 날씬하고 예쁜 몸이 만들어진다는 사실을 스스로 깨우치게 하기 위함이다. 조금씩 건강해지는 몸에 대해 자세히 설명해 주고, 칭찬하는 것이 아이에게는 보상이자 따뜻한 관심이 된다.

체중 감량 목표는 한 달에 체중의 3% 이내로 정하고, 5%를 넘지 않도록 한다. 예를 들어 50kg의 아이라면 1.5kg 정도 체중 감량을 목표로 하자.

둘째 달_ 점심과 간식 바꾸기

아이가 급하게 먹거나, 과식하는 습관을 자연스럽게 바꾸는 방법 중에 작은 숟가락을 갖고 다니게 하는 것이 있다. 작은 숟가락에 알맞게 소량의 밥을 떠먹고, 30번 씹기만 해도 좋은 효과를 볼 수 있다. 물론, 이때부터는 집에서도 작은 숟가락으로 먹도록 해야 한다. 작은 숟가락으로 조금씩, 천천히 먹는 아이에게 칭찬을 아끼지 않는 것이 매우 중요하다. 작은 숟가락으로 밥을 먹는 행동 자체가 아이에게는 스트레스가 될 수도 있고, 벌을 받는다는 느낌이 들 수 있으므로 역시 온 가족의 동참이 필요하다.

간식의 횟수, 시간, 양을 정하는 것도 중요하다. 가급적 간식은 1회, 점심과 저녁 사이에 주는 것이 좋다. 흔히 배부른 저녁식사 후 야식으로 과일을 먹는 경우가 많은데, 과일도 당분이 많으므로 저녁 후 간식은 무조건 피하도록 하자.

간식은 탄수화물과 지방의 함량이 적은 것이 좋은데, 빵, 라면, 햄버거, 스파게티, 과자, 탄산음료 등은 가급적 줄이고, 단백질과 섬유질이 많이 들어 있는 것이 좋다. 과일, 녹황색 채소, 우유, 견과류, 마른 오징어, 튀기지 않은 어육, 품질이 보장된 소시지, 맛살, 어묵 등도 권한다. 단백질은 포만감을 빠르게 유도하며, 성장기에 꼭 필요한 필수 아미노산을 공급한다. 매일 먹어야 할 과일은 저녁식사 후가 아니라, 점심과 저녁 사이에 오후 간식으로 주는 것이 좋다.

셋째 달_ 저녁 바꾸기

1개월차에 1시간 일찍 일어나기 위해서 1시간 일찍 자는 것이 생활화되었다면, 3개월차에는 가벼운 저녁을 습관화하자. 저녁 식단에는 가급적

혈당 지수가 낮고, 소화 시간이 긴 통곡류와 혼곡류로 밥을 짓는 것이 좋
다. 비만에도 좋을 뿐 아니라 성장에도 도움이 된다.

　저녁식사가 마지막 음식이며, 이후에는 간식이 없다는 사실에 온 가
족이 동의해야 한다. ‘우리 집 냉장고는 저녁 8시 이후에는 닫혀요’ 같
은 문구를 냉장고에 붙여보는 것도 좋다. 물론 이런 약속은 부모도 반드
시 함께 지켜야 한다. 어른들은 간식을 먹으면서 아이에게만 하지 말라
고 하는 것은 절대 금물이다. 그렇게 되면 아이는 다이어트를 벌을 받는
거라고 여길 수 있다. 이처럼 가벼운 저녁식사를 마친 뒤 일찍 잠자리에
드는 습관을 가진다면 몸은 저절로 건강해질 것이다.

신나는 운동으로 몸짱 만들기

운동을 싫어하는 아이에게 억지로 강요하지 마세요.
운동을 대신할 것들은 얼마든지 있답니다!

운동이 경쟁력이다

"이 학원, 저 학원으로 아이를 돌리면서 키우고 싶지는 않아요. 그런데 아이가 스스로 학원에 가겠다고 하네요. 학원에 가야 친구들과 놀 수 있다는 거죠. 이런 상황에서 어떻게 안 보낼 수 있겠어요?"

학원에 다니느라 도무지 짬이 나지 않는다는 비만아를 치료하면서 운동을 권유하자 엄마가 대뜸 이렇게 하소연을 한다. 그도 그럴 것이 요즘은 놀이터에서 놀고 있는 아이들을 보기가 힘들어졌다. 그러니 친구를 사귀게 하려면 학원에 보내야 하는 게 사실이다.

운동은 단순히 비만을 치료하거나 예방하는 수단이 아니라 감량된 체중을 유지하거나 건강한 몸을 만들기 위해서도 반드시 필요하다. '공부도 체력 싸움'이란 말이 있다. 어릴 때 운동을 게을리하면 정작 공부해야 될 나이가 되었을 때 쓸 수 있는 에너지가 없어서 책상에 오래 앉아 있기가 힘들다.

비만 치료를 위한 운동은 에너지 소비를 늘리는 것이 목적이다. 그렇기 때문에 농구, 배구, 축구 등 정해진 운동만 고집할 필요는 없다. 몸을 열심히 움직일 수만 있다면, 에너지를 충분히 소비할 수만 있다면 모든 행동이 운동이 된다.

운동을 싫어하는 아이에게 운동하기를 강요한다면 오히려 역효과가 날 수 있다. "공부해라, 공부해라!" 하는 엄마의 잔소리만으로도 이미 귀가 따가울 지경인데 "운동해라, 운동해라!" 하는 소리까지 들어야 한다면 스트레스만 더해질 것이다.

그러므로 몸을 충분히 움직일 수 있는 활동을 꾸준히 할 수 있다면 그것만으로도 충분하다. 청소를 돕거나 함께 시장을 보러가는 것도 좋고, 꾸미는 것을 좋아하는 아이라면 자기 방을 새롭게 꾸미게 하는 것도 방법이다. 아이가 좋아하는 것을 찾아 조금씩 그 양을 늘려가다 보면 몸을 움직이는 일에 저절로 익숙해질 것이다.

운동할 때 이것만은 주의하자

자, 그렇다면 비만인 아이에게 운동을 시킬 때는 어떤 점에 유의해야 할까?

첫째, 운동은 먹는 행위에 대한 좋은 대안이 될 수 있으며, 강도 높은 운동은 식욕을 억제하는 단기적인 효과가 있다. 뛰어노느라 너무 피곤해서 먹고 싶은 생각이 나지 않는다는 말이다. 하지만 강도가 낮은 운동을 설렁설렁하는 경우, 오히려 식욕을 불러일으킬 수 있으므로 주의하자.

둘째, 운동을 하지 않고 식사요법만으로 다이어트를 하면 기초 대사량이 낮아져 적게 먹어도 살찔 위험이 높다. 운동은 열량 소모를 촉진하고, 장시간에 걸쳐 대사량을 늘리는 역할을 하므로 비만 치료를 위해서는 필수다. 비만인 아이가 저열량 식사를 하면 기초 대사량의 감소가 생길 수 있는데, 몸을 움직여 에너지를 소모하면 이를 막을 수 있다.

셋째, 식사요법과 함께 운동을 병행하면 근육량은 유지하고 지방량만 감소시킬 수 있다. 따라서 고지혈증을 개선시켜 동맥경화 등 각종 성인병 예방에 아주 효과적이다.

넷째, 유산소 운동은 다이어트를 계속할 수 있는 체력을 길러준다. 다이어트를 장기간 하다 보면 자연히 체력이 떨어지게 되는데, 운동은 바로 그런 문제점을 보완해 준다.

다섯째, 식사요법을 하다 보면 일반적으로 체지방 감소와 더불어 지방을 제외한 근육, 무기질의 감소도 일어나는데, 여기에 운동을 하면 근육이 발달되고 뼈가 단단해진다. 따라서 요요 현상과 같은 부작용을 예방하는 데 도움이 된다.

언제부턴가 몸짱 열풍과 함께 헬스 열풍이 불기 시작했다. 단순히 몸짱이 되기 위해서 시작했던 운동이 생활 속의 일부분이 되어 이제 '운동

날씬한 아이를 원하시나요?

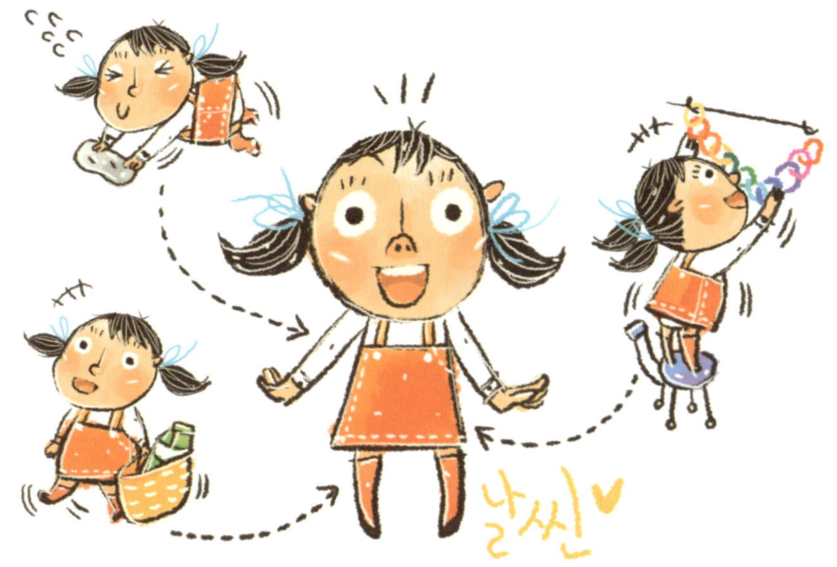

을 하지 않고는 견딜 수 없는 몸'으로 변했다. 그 좋은 운동의 효과를 아이들에게도 맛보게 해주자. 온 가족이 다함께 운동하는 즐거움을 누릴 수 있다면 효과는 200% 이상이다. 주말이나 휴일만이라도 가족 모두가 함께할 수 있는 프로그램을 마련해 꾸준히 지켜나간다면 아이는 어느새 운동 마니아로 변신해 있을 것이다.

생활 속 운동 7가지

만약 비만의 정도가 심해서 정해진 기간 안에 확실하게 살을 빼야 하는 경우라면 조금 강도 높은 훈련을 해보자. 단지 한두 가지 집안일을 돕거나 조금 걷는 것만으로는 큰 효과를 기대할 수 없기 때문이다. 그렇다면 가장 쉽게 할 수 있는 운동요법은 무엇인지 알아보자. 다음은 온 가족이 함께하면 좋은 생활 속 운동이다.

첫째, 유산소 운동과 스트레칭이다. 비만 치료를 위해서는 걷기 같은 가벼운 유산소 운동과 정적인 운동을 함께하는 것이 좋다. 잠자기 전에는 가벼운 스트레칭을 하고, 빠르게 걷기나 자전거 타기 같은 운동을 규칙적으로 같이 하면 효과적이다.

둘째, 빨리 걷기다. 처음에는 무리하게 뛰는 것보다 빨리 걷기 같은 운동을 권한다. 시속 6~7km로 40~50분간, 최소 일주일에 5회 정도 하는 것이 좋은데, 하복부 비만에 특히 효과가 있다. 처음에는 10~20분 정도 걷는 것을 시작으로 조금씩 시간과 속도를 늘려보자. 첫날부터 무리하게 하면 의지력이 약한 아이들은 지레 겁을 먹거나 오래 하지 못할 것이다.

셋째, 저강도 운동을 장시간 꾸준히 하자. 체지방 1kg을 연소시키기 위해서는 약 7,000cal의 에너지가 필요하다. 따라서 다량의 체지방을 소모하려면 장시간, 저강도 운동을 꾸준히 하는 것이 좋다.

넷째, 하루 30분씩 규칙적으로 하자. 가장 효과적인 운동량은 운동 능력의 50~60% 강도로 1시간 정도 하는 것이다. 그러나 운동을 전혀 하지 않던 아이에게 갑자기 1시간 운동할 것을 강요하는 것은 무리다. 30분 정도로 시작하여 점차 그 양을 늘리자.

다섯째, 준비 운동에서 마무리 운동까지 하자. 운동은 지속적으로 해

날씬한 아이를 원하시나요?

야 체지방 분해가 잘 된다. 땀이 나면 노폐물인 젖산, 중금속, 발암성 물질이 빠져 나오며, 근육이 만들어지고 뼈가 강해진다. 준비 운동부터 서서히 시작해 점점 강도를 높이다가 마지막에 서서히 마무리하는 운동으로 끝내는 것이 가장 좋다.

여섯째, 아이의 취향에 맞는 운동을 찾자. 아이들이 운동을 꾸준히 할 수 있게 하기 위해 가장 중요한 것은 스스로 흥미를 느낄 수 있도록 유도하는 것이다. 간단한 걷기도 좋지만 아이들이 재미있게 운동할 수 있도록 각자의 취향에 맞춰 운동 종목을 찾는 것이 좋다. 혼자 하는 것보다는 단체 운동이나 구기 종목이 효과적이다.

마지막으로 3.3.3요법이다. 비만 치료를 위한 운동에는 3.3.3요법이 있다. 최소한 30분 이상, 일주일에 3회, 3개월 이상 지속적으로 유산소 운동을 해야 효과를 볼 수 있다는 뜻이다.

TV와 컴퓨터에서 탈출해야 한다

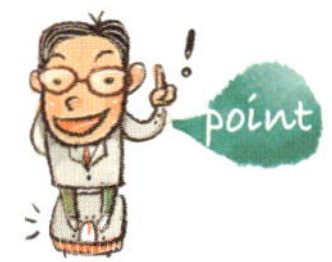

TV와 컴퓨터의 전원을 뽑고,
몸으로 놀 수 있는 시간을 마련하면 비만이 달아납니다!

때로는 과감한 결단도 필요하다

비만이란 단순한 접근으로 해결되는 것이 아니다. 대단한 각오를 가지고, 다각도의 노력을 기울여야만 살도 빠지고, 건강한 몸도 만들 수 있다.

실제로 비만을 치료한 환자 10명 중에서 요요 현상이 없는 사람은 한 명이라는 통계가 나와 있을 정도다. 한 번 몸에 붙은 지방과 영원히 이별한다는 것이 얼마나 어려운 일인지 쉽게 알 수 있다. 밥을 굶고, 피나는 운동을 해서 살을 뺐다고 해도 다시 원래 체중으로 돌아간다. 대체 왜 이렇게 허무한 일이 일어나는 걸까?

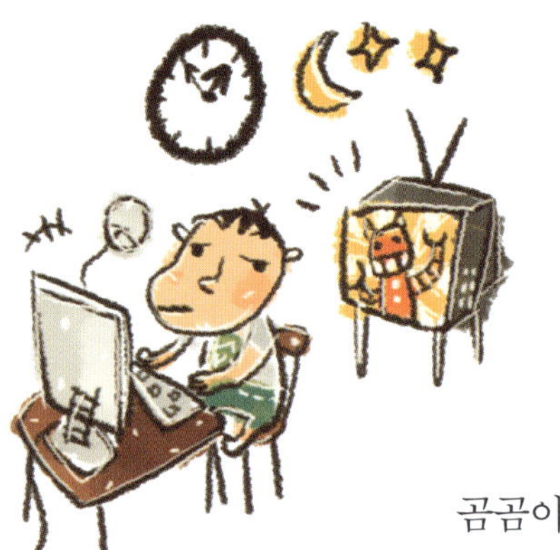

비만은 지금까지 먹고, 움직이고, 살아온 결과가 낳은 산물이다. 그러므로 먹고 자는 패턴뿐만 아니라 활동하는 양상, 더 나아가서는 생각하는 습관까지 바꿔야 한다. 결국 아이의 전부가 바뀌어야 성공할 수 있다.

곰곰이 생각해 보자. 어릴 때부터 비만인 아이는 자신의 무거운 몸에 익숙해져 있고, 그 환경 속에서 행동 양식이 형성된다. 당연히 활동하기를 싫어하고, 몸을 움직이는 것보다 쉬는 것을 좋아한다. 체육 시간을 싫어하고, 취미 생활도 대부분 정적인 경우가 많다. 이런 생활을 그대로 두고 체중만 감량하는 것은 의미가 없다.

요즘 수업 시간에 엎드려 자는 학생들이 많아졌다고 한다. 공부에 대한 스트레스와 사춘기의 정서 불안으로 수면이 부족한 것도 있고, 늦은 시간까지 공부하느라 피곤한 탓도 있다. 하지만 실상은 밤늦게까지 컴퓨터 게임을 하다가 잠이 부족한 경우가 많다는 것이 교사들의 말이다.

컴퓨터 게임은 아이들이 밖에서 뛰어노는 시간을 가로채고 활동량을 줄인다. 물론 TV도 마찬가지다. 그렇다면, 오늘 하루 TV와 컴퓨터의 전원을 과감히 뽑고 아이들에게 몸으로 놀 수 있는 시간을 주는 건 어떨까.

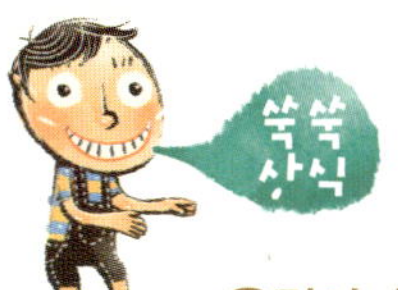

움직이기 싫어하는 아이에게 권해 보세요!

1. 상반신 운동

• **어깨 쭉쭉 펴기** 양손을 뻗어 귀 옆에 붙인 뒤 앞쪽으로 3회, 뒤쪽으로 3회씩 돌려주면서 어깨 근육을 푼다. 왼팔은 가슴 앞쪽으로 가져오면서 구부러지지 않게 쭉 펴고, 오른손으로 왼팔의 팔꿈치를 잡은 뒤 오른쪽으로 쭉쭉 잡아당긴다. 반대 팔도 같은 방법으로 한다. 양쪽 모두 3회에 걸쳐 한다.

• **굽은 등 펴기** 다리를 어깨넓이만큼 벌리고 양손을 엉덩이 뒤로 보낸 뒤 깍지를 낀다. 허리는 최대한 앞으로 구부리면서 깍지 낀 양손을 위로 들어올린다. 3~5회 반복해서 한다.

• **상체 앞으로 숙이기** 편안한 자세로 두 다리를 쭉 펴고 바닥에 앉아서 양팔을 위로 들어올린 뒤 몸을 쭉 늘린다는 기분으로 잡아당긴다. 양손으로 발목을 잡고, 배를 허벅지에 최대한 밀착시키도록 상체를 서서히 굽힌 뒤 10초간 유지한다.

• **어깨 늘려주기** 왼팔을 접어서 머리 뒤쪽으로 보낸 뒤 손바닥을 목 부분에 댄다. 오른손으로 왼팔의 팔꿈치를 눌러 뒤로 밀어주면서 어깨를 늘리고, 10초간 유지한다.

2. 하반신 운동

• **양다리 교차하기** 몸을 쭉 뻗고 편하게 누운 상태에서 양손을 양옆으로 쭉 벌린다. 왼쪽 다리를 높이 들어 반대 방향인 오른쪽으로 쭉 늘려준다. 시선은 왼쪽으로 향하게 하고, 이때 어깨가 바닥에서 떨어지지 않도록 주의한다. 반대쪽도 같은 방법으로 한다.

• **허벅지 늘려 펴기** 양다리를 어깨넓이 정도로 편하게 벌리고 선 상태에서 오른팔을 오른쪽 옆으로 길게 뻗은 뒤 왼쪽 다리를 뒤쪽으로 들고 왼손으로 발목을 잡는다. 무릎에 힘을 실어준 상태로 왼쪽 발목을 잡은 손을 위로 당겨 허벅지를 늘려준다. 반대쪽도 같은 방법으로 한다.

3. 전신 운동

• **전신 좌우 굽히기** 양다리를 어깨넓이 정도로 벌리고 편안한 상태로 선다. 양쪽 팔을 귀 옆에 대듯이 길게 쭉 뻗은 뒤 왼쪽으로 몸을 숙여가며 내린다. 이때 몸이 앞으로 쏠리지 않도록 주의한다. 오른쪽도 똑같이 한다.

• **앞으로 숙이기** 다리를 쭉 펴고 바닥에 앉아 양다리를 붙이면서 온몸을 길게 뻗어 스트레칭한다. 양다리를 접어 발바닥을 서로 마주 보게 붙인 뒤 몸쪽으로 최대한 당긴다. 무릎이 바닥에 닿도록 하고, 몸을 앞으로 숙여 10초간 유지한다. 이때 양손은 발끝을 잡는다.

• **공처럼 몸 굴리기** 누운 상태로 양쪽 무릎을 들어올리고 양손으로 허벅지를 잡아 몸을 둥글게 만든다. 둥글게 만든 몸을 앞뒤로 10회 정도 굴려가며 등과 척추를 자극한다.

• **바닥에 손바닥 대기** 양다리를 어깨넓이만큼 벌리고 서서 힘을 뺀 상태로 몸을 앞으로 충분히 숙인다. 양쪽 손바닥을 바닥에 대고 2~3초간 유지한다. 손바닥이 닿지 않는 아이는 최대한 손바닥이 닿도록 한다. 다시 일어나 숨을 고른다.

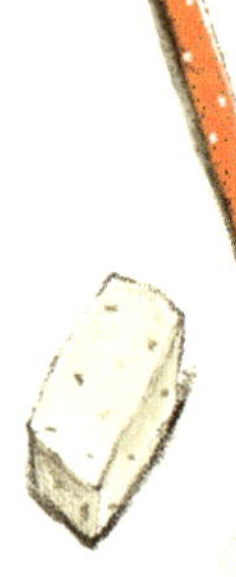

한방으로 비만을 치료할 수 있답니다

비만이 도무지 치료되지 않는다구요?
그렇다면 진단과 치료, 관리의 3단계 시스템으로
이루어지는 전문 한방 치료를 받아보세요.

전문적인 치료를 받는 것도 도움이 된다

지금까지 비만인 아이의 생활습관과 식습관을 바꾸기 위한 다양한 이야기를 나눴다. 그런데 비만의 정도가 심각해서 어린 아들이 남편의 바지를 함께 입어야 할 정도의 몸을 가졌다면……. 이런 경우는 보다 전문적인 치료를 받을 것을 권한다. 몸에 쌓인 지방을 제거하는 일은 쉽지 않다. 더구나 고도 비만으로 인해 소아 성인병의 우려까지 있다면 하루라도 빨리 치료를 해야 한다. 그동안의 진료 사례들을 통해 한방 병원의 비만 치료에 대해 자세히 이야기해 보자. 먼저 두 아이의 사례를 보자.

혜린이(가명)가 처음 우리 병원을 찾은 것은 7세 때였다. 처음 진단 당시 체중 40kg, 체지방률 39%의 고도 비만이었다. 또래보다 키, 몸무게가 모두 큰 편으로 자신이 많이 뚱뚱하다고 느끼는 상태였으며 표현도 소극적이었다.

우선, 3개월 동안 1차 치료를 하기로 하고 일주일에 2번씩 치료와 상담을 병행하였다. 저하된 물질대사를 증진시켜 지방 분해를 도와주고, 떨어진 심폐 기능을 보완하는 한약을 썼으며, 침을 무서워하는 아이라 지방 분해침 패치를 붙여 전기 치료를 함께 했다. 무엇보다 자신이 잘못 먹고, 잘못 생활하고 있다는 점을 상담을 통해 충분히 인식시키는 것이 필요했다. 서서히 식습관을 고치고 운동을 유도한 결과 3개월 치료가 끝났을 때, 체중이 6kg이나 줄었고, 체지방률도 30%까지 떨어져 정상 범위에 가까워졌다.

한 달에 4.5kg이 감량되는 어른과 비교하면 적다고 느끼겠지만, 몸집이 작은 아이들은 어른의 2~3배에 해당하는 효과를 나타낸다는 점에서 큰 변화를 보인 경우다. 더구나 혜린이는 체지방률이 효과적으로 줄어들었다. 또 눈에 띄게 활발해졌으며 자신감을 갖게 되었다. 발표력과 표현력도 늘었다. 2년 동안 주기적으로 검진을 받고, 치료를 병행한 덕분에 사춘기를 앞두고 마음의 안정까지 되찾게 되었다. 뿐만 아니라 성장이 활발해져 그 해에 키가 9cm까지 자라는 성과를 보여주기도 했다. 비만을 해결하면 성장이 좋아진다는 것을 한눈에 보여준 예라고 할 수 있다.

또 다른 경우는 11세 남자 아이 이진영(가명). 키 145cm에 61kg의 체중이었던 진영이는 작은 키 때문에 병원을 찾았다. 아이들이 비만 치료를 받는 이유는 대부분 성장이 일찍 멈출까 하는 염려 때문이다. 진영이의 경우, 비만 치료와 성장을 돕는 처방을 병행했다. 3개월간 복용하면서 일주일에 1번씩 이침과 지방 분해침을 시술하였으며 식사요법 및 운동 상담을 병행하였다. 그 결과 체중이 52kg으로 감량되었으며, 39%에 육박하던 체지방률이 31%대까지 감소되었다.

진영이의 경우는 워낙 고도 비만이라 지금까지 치료와 관리를 받고 있는데, 1차 치료가 끝난 현재는 한약을 복용하면서 주기적으로 검진만 받고 있으며 체중이 계속 감소하고 있는 추세다.

3단계의 치료 방법

두 아이의 사례를 통해 보았듯이, 한방 비만 치료는 식사요법과 운동요법에만 의존하는 것이 아니라 잘 갖춰진 프로그램을 통해 환자들의 고통을 최소화하면서 최대의 효과를 낼 수 있도록 노력하고 있다. 가장 큰 장점은 부작용이 없고, 비만뿐 아니라 다른 체질적인 문제를 해결해 준다는 점이다. 치료 과정은 크게 진단, 치료, 관리 3단계로 나눌 수 있다.

첫 번째는 개인별로 비만의 근본적인 원인을 파악하기 위한 진단 단계다. 진맥과 설문지, 진단 기계를 통한 장부 기능 및 경락의 허실을 판정하고, 체질 감별 및 설문지를 통해 식생활 습관의 파악한다. 체성분 분석기를 통한 체지방 및 근육량을 측정하고, 체질량 지수, 복부 비만률 및 부분 비만 정도를 알아봄으로써 정확한 진단을 내린다.

두 번째는 치료 단계로, 개인별 체질을 고려하여 다양한 치료법이 사용된다. 지방 분해와 체력 보강, 물질대사의 증진, 이상 식욕을 저하시키는 맞춤 한약과 과다하게 축적되어 있는 지방 성분을 부분별로 제거하는 지방 분해침, 경피약주 · 저주파요법, 식욕중추를 억제해 환자를 편하게 해주는 이침, 한방차, 기혈의 순환을 촉진시켜주는 부항 등이 있다. 이외에도 체계적이고 바른 식습관을 지도해 주는 상담 치료 등이 있다.

소아 비만아의 부모들은 대부분 아이의 생활을 바꾸는 데 어려움을 겪고 있다. 하지만 치료에 대한 반응이 빠른 점, 생활이 어른에 비해 비교적 단순하므로 소아 비만의 관리가 훨씬 쉽다.

단 치료자와 부모, 아이 삼자 간의 관계 형성이 결과에 큰 영향을 미친다는 것을 기억해야 한다. 서로 신뢰를 잘 쌓아간다면 소아 비만의 치료는 흔히 걱정하는 것보다 쉽게 극복되는 것이 진료실에서 보아온 모습이다.

마지막 관리 단계에서는 아이가 개선된 생활을 잘 유지해 나갈 수 있도록 주기적인 상담과 검사를 진행한다. 이 시기에는 필요에 따라 체질 개선에 도움을 주는 한약이 병행될 수 있다.

광고처럼 약이 효과가 있을까?

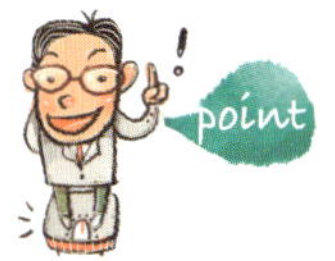

어른들이 살 빼는 약을 먹는다고
아이들에게도 먹일 수 있나요?
성장기의 아이들에게 함부로 사용하면
안 되는 것이 바로 비만 치료약입니다!

성인에게 효과가 있다고 아이에게도 도움이 되는 것은 아니다

TV를 켜면 가장 빈번하게 등장하고 있는 광고가 바로 살 빼는 약에 관한 것이다. 유명 모델이 등장해서 이 약을 먹고 이렇게 날씬해졌다고 호소하는가 하면 지방층이 쏙쏙 빠지는 그림들을 보여주며 금방이라도 날아갈 것 같은 몸이 될 듯한 착각에 사로잡히게 한다. '먹기도 간편해요, 휴대가 간편해요, 먹고 싶은 것을 다 먹으면서도 얼마든지 살을 뺄 수 있어요' 등 문구의 화려함은 놀랄 정도다.

다양한 비만 치료약이 쏟아지고 있는 것은 살 빼는 약에 대한 관심이 높음을 의미하며 구매력이 있다는 뜻일 것이다. 하지만 약으로 식욕을 억제하거나 지방을 분해한다는 논리의 약품들은 성인에게조차 부작용을 낳기 쉽다.

현재 국내에서 비만 치료로 쓰이는 약물 중에 미국 FDA에서 효과가 입증된 것은 제니칼Xenical과 리덕틸Reductil 두 가지다. 제니칼은 지방을 체내로 흡수하는 소화효소인 리파아제의 기능을 억제하여 지방을 몸 밖으로 배출하는 작용을 한다. 즉 섭취한 지방의 30% 정도가 소화되지 못한 채 창자 안에 쌓여 있다가 대변과 함께 배설되는 것이다. 하지만 지방의 흡수를 차단하기 때문에 지용성 비타민 A · D · E · K도 함께 배설될 위험이 높다.

서양 사람처럼 지방의 섭취가 많은 경우에는 지방 흡수의 일부를 억제하여 체중을 줄일 수 있지만, 우리나라와 같이 비만의 원인이 탄수화물의 과다 섭취인 경우는 체중 감량을 크게 기대하기 어렵다.

리덕틸은 뇌에 작용하여 음식에 대한 포만감과 에너지 소모를 증가시킨다. 단, 뇌의 식욕중추에 작용하여 식욕을 억제하기 때문에 사람에 따라 심한 기분 변화나 우울증, 두통, 나른함, 메스꺼움, 변비, 발한 등 부작용이 있다.

이런 양약은 비만 치료에 효과가 있다고 해도 개인의 체질에 맞춰 처방이 되는 것이 아니기 때문에 위험을 가져올 수도 있고, 효과적인 면에서도 상당 부분 차이가 있다. 게다가 성인을 대상으로 하는 약품이므로 아주 특별한 경우를 제외하면 아이들에게는 사용 자체가 불가능하다는 것을 반드시 기억하자. 성인에게 효과가 있는 약품이니 아이에게도 효과적일 것이라는 생각으로 함부로 먹이는 것은 절대 금물이다.

한약은 비교적 우려가 적다

이런 측면에서 보면 한약은 비교적 우려가 적다. 비만 치료 한약의 원리 자체가 체질의 문제를 개선하는 데 초점이 맞춰져 있어 부작용이 거의 없는 편이다. 전문 한의사의 진료를 받은 후 복용한다면 몸무게가 감량되는 1차적인 목표 외에 심폐 기능 강화나 소화 장애, 장의 문제, 활동량의 감소 등 신체적인 문제들도 함께 개선될 수 있다. 따라서 성장기의 아이들에게는 비만 치료 한약 자체가 일종의 보약이 될 수 있다.

그렇다면 보약이란 무엇일까? 보약이란 비싼 약제가 들어가는 고가의 약이 아니라, 몸의 허점을 보완해 주는 약이다. 그러므로 비만인 아이들의 신체의 문제를 보완해 주는 한약 역시 일종의 보약이라고 할 수 있다.

물론 한약이라고 해서 모두 안전한 것은 아니다. 최근에는 인터넷을 통해 진단과 처방 없이 천편일률적으로 판매되기도 하는데, 성장기 아이들의 경우 이런 약재들로 인한 부작용이 매우 심각하다. 따라서 장기간 복용해야 하는 비만 치료약의 특성상 반드시 전문 한의사에게 아이 몸에 맞는 개별 처방을 받아야 한다.

또한 비만 치료약은 좀더 쉽게, 안전하게, 빨리 비만을 개선하도록 도와주는 역할만 하는 것임을 잊지 말자. 올바른 식생활과 운동, 규칙적인 생활을 함께 하지 않는 한, 효과가 나타난다고 해도 일시적일 수밖에 없다.

아이들이 깜빡 속는 건강 메뉴를 만드세요!

엄마표 웰빙 패스트푸드

두부참치 스테이크

재료_ 두부 반 모, 참치 캔(100g) 1개, 양파 1/3개, 소금·후춧가루 약간, 올리브오일 2 큰술, 스테이크 소스나 토마토케첩, 과일 약간

만들기

1. 두부는 끓는 물에 살짝 데친 후 물기를 충분히 빼고 으깬다.

2. 참치는 기름기를 빼고, 두부와 섞는다.

3. 양파는 곱게 다져서 달군 팬에 기름 없이 볶은 다음 식힌 후, 참치에 넣고 소금과 후 춧가루로 간한다.

4. 위의 것을 손바닥보다 조금 작은 크기로 동글 납작하게 빚은 뒤, 달군 팬에 올리브 오일을 두르고 앞뒤로 뒤집어가며 노릇하게 굽는다.

5. 접시에 담고 소스를 적당히 뿌린 후 아이가 좋아하는 과일을 곁들인다.

곤약 스파게티

재료_ 실곤약 300g, 피망 1/4개, 양파 1/4개, 마늘 2쪽, 닭고기 안심 2쪽, 토마토소스 1/2컵, 올리브오일 1큰술

만들기

1. 실곤약은 끓는 물에 살짝 데친 후 건진다.

2. 피망과 양파는 곱게 채 썰고 마늘은 도톰하게 저며 썬다.

3. 안심은 흐르는 물에 씻어 먹기 좋은 크기로 썬다.

4. 달군 팬에 올리브오일을 두르고 손질한 채소를 넣어 볶다가 토마토소스를 넣어 끓인다.

5. 실곤약을 넣어 가볍게 버무리듯 볶은 뒤 접시에 담는다.

어묵 스틱

재료_ 흰살 생선 300g, 달걀흰자 1개, 녹말가루 3큰술, 맛술 작은술, 소금 약간

만들기

1. 대구살이나 동태살, 도미살 등 구하기 쉬운 흰살 생선을 준비해 물기를 꼭 짠 후 곱게 다진다.

2. 다진 생선 살에 달걀흰자와 녹말가루, 맛술, 소금 등을 넣어 고루 섞어가며 여러 번 치대면서 반죽한다.

3. 손가락 굵기의 두 배 정도 되도록 스틱 모양으로 만든다.

4. 끓는 물에 넣어 동동 떠오르면 건진다. 뜨거울 때 먹어야 제 맛이다. 간장 소스를 곁들이면 더욱 맛있다.

해물 빠에야

재료_ 오징어 1/2마리, 홍합 10개, 새우(중하) 5마리, 쌀 1컵, 카레 가루 1/3컵, 올리브오일 2큰술, 물 3컵, 소금 · 후춧가루 약간

1. 오징어는 껍질째 손질해서 먹기 좋은 크기로 자르고, 홍합과 새우는 살만 바르거나 볼륨감을 살리기 위해 껍질째 그대로 준비한다.

2. 쌀은 씻어 물에 담가 30분 정도 불린 후 건진다.

3. 달군 냄비나 속이 깊은 팬에 올리브오일을 두르고 오징어와 홍합, 새우를 넣어 볶다가 마지막에 쌀을 넣어 함께 볶는다. 여기에 물을 붓고 쌀알이 푹 퍼지도록 저어가며 끓인다.

4. 쌀알이 익기 시작하면 불을 약하게 줄여 맛이 고루 배도록 한다. 소금과 후춧가루로 간한다.

흑미 채소 김밥

재료_ 흑미밥 2공기, 김 4장, 당근 1/3개, 오이 1/2개, 단무지 4줄, 어묵 4줄, 단촛물(식초 2큰술, 설탕 1큰술, 소금 약간), 소금 약간

만들기

1. 달군 팬에 김을 파르스름하게 굽는다.

2. 당근과 오이는 김밥 용으로 손질하고, 소금으로 약하게 간한다.

3. 설탕이 녹을 정도로 살짝 데운 단촛물을 흑미밥에 뿌려 고루 섞는다.

4. 김을 김발 위에 깔고 밥을 반 정도 펼친 후 준비한 재료를 얹고 김밥을 만다.

5. 먹기 좋은 크기로 잘라 접시에 담는다.

순두부 달걀찜

재료_ 순두부 1컵, 달걀 2개, 양파 1/4개, 소금 · 후춧가루 · 맛술 약간

만들기

1. 순두부는 고운 면보에 짜서 물기를 약간 뺀다.

2. 달걀은 곱게 풀어 순두부에 섞고 곱게 다진 양파도 넣는다. 소금과 후춧가루, 맛술
   을 넣어 간을 맞춘 후 내열용 그릇에 담는다.

3. 김이 든 찜통에 15분 정도 찐다.

고구마 감자칩

재료_ 고구마 1개, 감자 1개, 소금 약간

만들기

1. 고구마와 감자는 껍질째 깨끗하게 씻어 굵직하게 채 썬다.

2. 소금은 아주 조금만 뿌리고, 오븐에 겹치지 않게 담는다.

3. 180도 오븐에 25분에서 30분 정도 노르스름하게 굽는다.

현미식빵 샌드위치

재료_ 현미식빵 4장, 상추 4장, 크림치즈 2큰술, 오이 1/2개, 슬라이스 햄·치즈 2장씩,
토마토케첩·머스터드소스 약간

만들기

1. 현미식빵은 달군 팬이나 토스터에 바삭하게 구운 뒤, 위에 크림치즈를 약간 바른다.

2. 상추는 씻어 물기를 닦고, 오이는 어슷하고 얄팍하게 썬다.

3. 식빵 위에 상추와 오이, 햄과 치즈를 얹은 후 소스를 약간씩 뿌리고, 나른 식빵 한
   장을 덮는다.

4. 반으로 자른 뒤 우유와 함께 준비한다.

※메뉴 제안_ 최승주(요리 연구가)

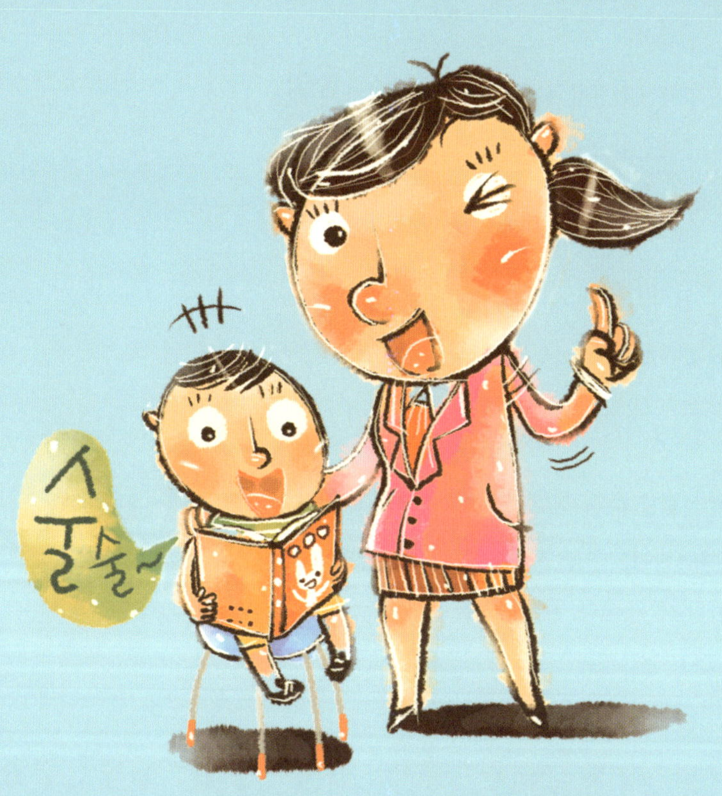

시끌쑤끌~

똑똑한 아이 따로 있는 게 아닙니다

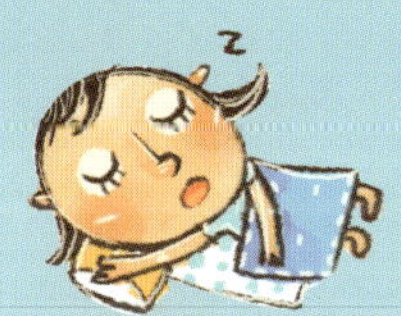

두뇌 활동의 가장 큰 적은 바로 스트레스다. 스트레스 호르몬이 증가하면, 기억과 관련된 일을 하는 해마라는 조직이 상처를 받아 기억력이 떨어진다. 한 살짜리 아기도 스트레스를 받으면 해마의 전기 흥분이 원활히 일어나지 않는다고 보고되고 있다.

아이의 머리를 좋게 만드는 일이 가능할까?

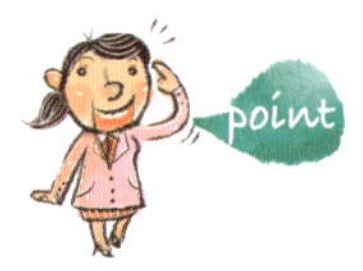

아이들의 두뇌에 영향을 끼치는 가장 중요한 항목은
신체의 건강, 좋은 학습 환경, 생활습관!
똑똑해지는 비법, 의외로 간단하죠?

부모가 아이를 똑똑하게 만들 수 있다?

흔히 부모 잘못 만나면 똑똑해지기 힘든 세상이라고 말한다. 여기서 말하는 '아이를 똑똑하게 만드는 부모의 자격 요건' 이란 시간과 돈이다. 아이가 두뇌를 계발하고, 학업에 정진할 수 있도록 충분히 지원해 주고, 두뇌를 계발해줄 곳을 발로 뛰어다니며 찾아낼 수 있어야 한다. 그러다 보니 맞벌이를 하며 하루하루를 열심히 살고 있는 엄마, 아빠에게 이런 요건은 버겁기만 하다.

더욱이 아이가 태어나기 전부터 영재교육 기관에 등록을 해놓아야 안심이 된다는 열혈 부모도 많아졌다. 실제로 유명한 기관들은 몇 년을 기다려야 입학이 가능하다. 젊은 부모들의 교육 열풍이 얼마나 대단한지 알 수 있는 대목이다.

똑똑한 아이로 키우는 일은 모든 부모들이 희망하는 인생 최고의 꿈이다. 먹고사는 일만으로도 벅차서 아이들을 돌볼 여력이 없던 시절, 공부방, 책상 하나 없이도 우등생 자리를 놓치지 않던 자식은 최고의 자랑이었다. 그런 아이들을 볼 때마다 사람들은 "공부 머리가 따로 있다"라는 말로 최대의 칭찬을 하곤 했다. 이제 그 가난한 우등생의 모습은 아련한 추억이 되어버렸다.

얼마 전, 신문에 30여 년 전에 비해 초등학교 입학생이 1/3로 줄었다는 기사가 실린 적이 있다. 베이비붐 시대에 유난히 많은 아이들이 태어난 것은 사실이지만, 그렇다고 30여 년이라는 결코 길지 않은 기간 동안 아이들의 수가 그만큼 줄었다는 것은 놀라운 일이다. 고령화 사회에 대한 염려로 정부는 육아 보조금을 늘리고 캠페인을 벌이고 있지만, 출산률은 점점 떨어지고 있는 추세다.

아이 낳기를 꺼려하는 이유는 여러 가지가 있지만, 날로 늘어가는 사교육비가 가장 큰 원인이라는 것이 전문가들의 분석이다. 적게 낳다 보니 신경 써서 가르치고, 좀더 좋은 환경, 다양한 교육을 원하면서 사교육비는 계속 올라가고 있다

불과 몇 년 사이에 영어 유치원이 보편화되었는가 하면, 부유층 아이들만 하는 줄 알았던 해외 어학연수 혹은 방학 단기연수는 대중화된 지

똑똑한 아이 따로 있는 게 아닙니다

오래다. 엄마들 위주로 짜여 있던 백화점 문화센터의 프로그램은 이미
영유아 프로그램에게 밀려났다. 그외에도 각종 놀이학교와 오감을 발달
시키는 교육 센터가 계속 생겨나고 있다.

뜨거운 교육 열풍에 대해 '옳다, 그르다'를 논할 수는 없을 것 같다.
자식에게 최선을 다하고 싶은 부모의 마음을 충분히 이해할 수 있기 때
문이다. 그러나 오직 교육만을 위해 달리다 보니 아이에게 정작 필요한
것이 무엇인가를 생각하지 못하고 있다.

똑똑한 아이로 키우는 3가지 요건

아이가 머리 좋고, 똑똑하길 바라는 마음은 어느 부모나 마찬가지다. 하
지만 좋다는 교육 프로그램을 쫓아다니기 전에 알아두어야 할 것이 있
다. 아이들의 두뇌가 어떤 요소에 의해 발달되는가를 충분히 인지하고
있어야 한다는 점이다.

아이들의 두뇌에 영향을 끼치는 가장 중요한 항목은 건강과 영양, 그
리고 습관이다. 똑똑한 아이로 키우기 위해서는 이 세 가지 요소에 관심
을 가져야 한다. 그럼에도 불구하고 학원이나 영재교육 프로그램에 밀
려 가장 중요한 덕목이 가장 홀대받고 있다.

누군가는 "타고난 두뇌를 좋게 만드는 것이 가능할까?"라고 묻는다.
또 두뇌를 바꿀 수 없다면 교육으로라도 두뇌 속에 지식을 쏟아 부어야
한다고 생각하는 사람들도 많다. 그러나 아이들의 두뇌는 충분히 계발
할 수 있다. 충분한 영양을 공급해 주고, 두뇌 건강을 위한 생활습관을

만들어주고, 두뇌 계발을 위한 다양한 학습 환경을 만들어준다면 가능한 일이다.

지금부터 내 아이의 총명한 두뇌를 위해 부모들이 해야 할 일에 대해 다함께 알아보자. 머릿속에 지식을 담기 위해 애쓸 것이 아니라 두뇌에 건강한 환경을 만들어주는 일이 먼저다.

총명한 두뇌는 아기 때부터 길러진다

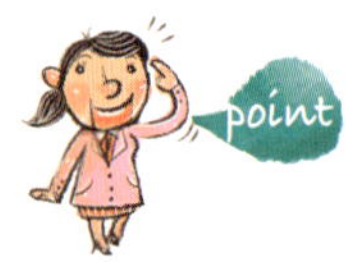

두뇌의 50%는 유전에 의해 결정되지만
나머지 50%는 후천적인 노력에 의해 만들어집니다.
특히 출생 직후부터 10세까지가 중요한 시기입니다!

머리 크기와 총명함이 비례한다?

"너는 머리가 커서 지식도 많이 담기겠다!"

머리가 유난히 큰 아이를 보고 누군가 이런 농담을 하는 것을 들었다. 이 말처럼 머리 크기와 총명함이 비례했다면 어땠을까? 저마다 큰 바위 얼굴이 되기 위해 갖은 노력을 기울였을지도 모른다. 어쩌면 머리 큰 사람이 미남 미녀가 되었을지도 모를 일이다.

사실, 머리의 크기로 따지면 갓난아기들이 최고다. 갓 태어난 아기는 몸에 비해 유난히 머리가 큰 가분수 모양을 하고 있다. 그러다 자라면서 머리가 차지하는 비율이 점차 줄어든다. 이에 비해 뇌는 다른 신체 기관과 비교했을 때 가장 빨리 자라는 것으로 알려졌다.

갓난아기의 뇌의 무게는 400g이다. 이 뇌는 돌 무렵이 되면, 2배가 되고, 4년 후쯤에는 태어날 때의 3배가 되었다가 만 6~7세가 되면 어른과 같아진다.

두뇌가 자란다는 것

두뇌에는 약 150억 개의 신경 세포가 있는데, 이 세포는 태어났을 때는 이어져 있지 않았다가 자라면서 점점 그 수가 늘어나 생후 8개월 정도에 최고점에 달한다. 그후에는 아무리 성장해도 거의 변하지 않는다.

두뇌가 성장한다는 것은 엄밀한 의미에서 시냅스synapse가 늘어나는 것을 뜻한다. 시냅스란 뇌의 신경 세포가 서로 연결되어 정보를 전달하는 부위를 뜻하는데, 머리가 좋고 나쁜 것은 이 시냅스가 얼마나 정교하게 발달해 있는가에 달려 있다. 1개의 신경 세포는 적게는 1,000개에서 많게는 20만 개까지 시냅스를 형성할 수 있다. 똑같이 400g의 뇌를 가지고 태어났다고 해도 후천적으로 얼마나 많은 시냅스를 만들어내는지가 똑똑한 두뇌를 만드는 결정적인 요인이 된다.

시냅스는 형성과 소멸을 반복한다. 만 3세까지는 형성되는 비율이 높으며, 그후 형성과 소멸이 비슷하게 일어나다가 사춘기에 들어서면 형성보다 소멸이 많아진다. 이것은 외부 자극과 환경에 따라 변할 수 있음을 의미한다. 특히 태어나서 처음 10년 동안 왕성하게 활동하기 때문에 10세까지의 환경과 노력이 아이의 두뇌를 결정짓는다고 해도 과언이 아니다.

1960년대 미국에서 헤드스타트 운동Head Start Project이 시작되었다. 이 운동의 목적은 저소득층의 아이들이 열악한 환경에서 자라다 보니 지적 능력이 떨어지고, 중산층 아이들과의 경쟁에서 밀려 빈곤의 악순환이 되풀이되는 문제를 해결하는 것이었다. 그 결과 이 프로그램의 도움을 받은 아이들의 지능 지수가 놀랍게도 평균 10점 이상 올랐다. 또 어린 나이에 시작할수록 결과는 더 좋게 나타났다.

확률은 50%다

일반적으로 머리 좋은 부모에게서 머리 좋은 아이가 태어날 확률이 높다. 물론, 유전자의 영향은 50%에 불과하다는 것이 전문가들의 입장이다. 하지만 머리 좋은 것에 관해 어디에서도 큰소리칠 수 없는 부모라면 자식에게 은근히 미안한 마음을 갖게 된다. 왜냐하면 머리 좋은 부모에게서 태어난 아이는 그렇지 못한 아이에 비해 두뇌에 관한 한, 적어도 50%의 혜택을 받았기 때문이다.

뿐만 아니라 같은 부모에게서 태어난 아이라도 첫째의 IQ가 동생보다 평균 3.5점 정도 높고, 태어난 순서대로 IQ가 감소하는 것으로 알려졌다. 더구나 연년생이 2~3년 터울을 두고 태어난 아이들에 비해 IQ가 4점 정도 낮은 것으로 나타났다.

그 이유는 어렵지 않게 추측할 수 있다. 첫아이의 경우, 부모들은 육아에 대해 거의 백지 상태이므로 모든 상황에 민감하게 반응하고, 음식

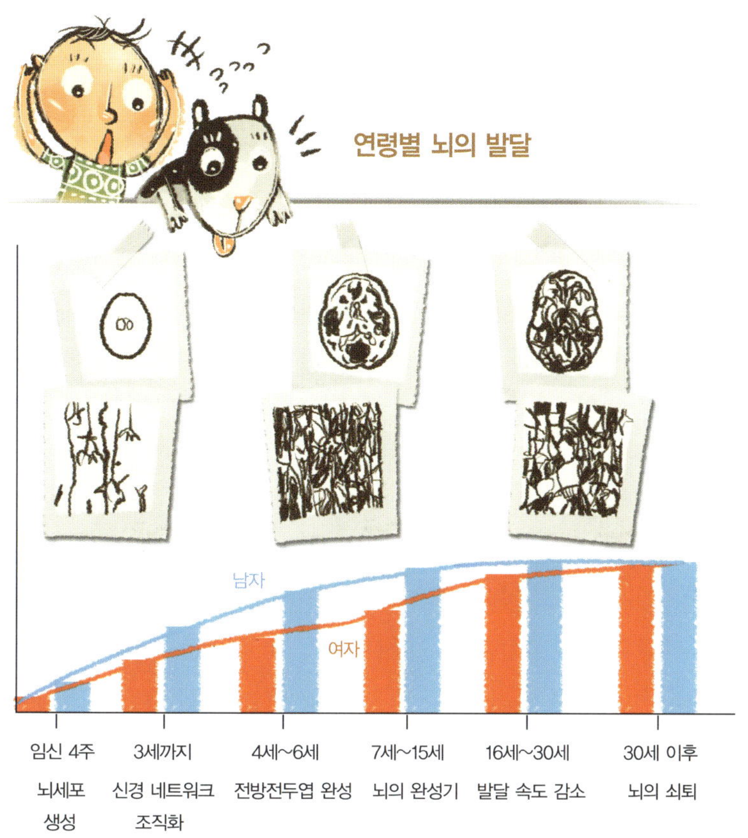

에 신경 쓰며, 항상 아이 위주로 생각을 한다. 하지만 한 번 경험한 부모들은 둘째아이에게는 좀 둔해지고, 첫아이 때만큼 신경을 쓰지 못하게 된다. 더구나 연년생의 경우라면 신경을 쓰고 싶어도 엄마의 환경 자체가 불가능하다.

똑똑한 부모 밑에서 똑똑한 아이가 나오고, 둘째나 셋째보다 첫째가

똑똑한 아이 따로 있는 게 아닙니다

똑똑하고……. 다양한 확률이 존재하지만 그렇다고 확률에 연연할 필요는 없다. 이 책을 끝까지 읽고 나면 우리가 했던 수많은 노력 중에 무엇이 잘되었고, 무엇이 부족했는지 알 수 있을 것이다.

엄마가 해야 할 일

유아의 두뇌 계발 프로그램은 주변에 많이 널려 있다. 여러 가지 자극과 활동을 통해 두뇌를 건강하게 만드는 프로그램이 다양하게 있고, 별도의 교육 기관을 가지 않더라도 집에서 엄마와 아이가 함께할 수 있는 책이나 비디오 등 많은 자료가 있다. 하지만 가장 중요한 것은 한꺼번에 이것저것 욕심을 내기보다 아이가 즐겁게 할 수 있는 것을 골라 꾸준히 하는 것이다. 아이의 발달 단계에 맞는 교육을 지속적으로, 꾸준히 하는 것이 두뇌 계발의 출발점이다. 굳이 값비싼 교육 기관만 고집할 필요 없다. 그보다 아이가 가장 흥미를 보이는 자료를 골라 매일 학습 시간을 갖게 해 주는 것이 좋다.

수험생을 둔 부모들이 자녀의 건강에 많은 신경을 쓰는데 반해, 자녀가 아직 어릴 경우는 건강과 두뇌 성장을 별개라고 생각하기도 한다. 바로 이것이 부모들이 많이 저지르는 실수다. 아이들의 몸은 미완성이다. 체구가 작을 뿐만 아니라 여러 신체 조직과 장기가 완전히 자라지 않았다. 불완전한 신체 조직은 서로 정보를 주고받으며 성장하기 때문에 두뇌는 건강 상태에 민감할 수밖에 없다. 쉽게 말해, 머리 좋은 아이를 만드는 일은 건강한 아이를 만드는 일과 같다.

우리 몸의 지휘자, 두뇌를 바로 알자

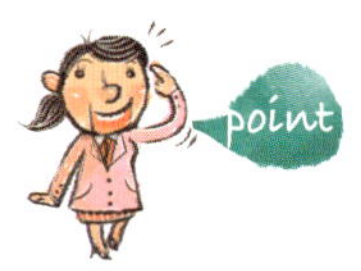

머리가 좋다는 것은 기억력, 판단력, 창의력,
사고력이 우수하다는 것을 의미합니다.
이런 모든 기능을 담당하는 부분이 바로 대뇌입니다!

두뇌 공부부터 해야 한다

"공부하라"는 말을 습관처럼 한다고 해서 아이의 머리가 좋아지는 것은
아니다. 이제부터 보다 합리적으로 아이의 두뇌를 계발할 수 있는 방법
에 대해 알아보자. 우선, 조금 어려운 공부가 될 수도 있겠지만 두뇌의
구조, 두뇌가 하는 일을 배워보자. 머리 좋은 아이로 키우기 위해서는 두
뇌의 구조에 대해 알아둘 필요가 있다.

두뇌는 크게 구조적인 부분과 기능적인 부분으로 나눌 수 있는데, 우
선 구조적으로는 대뇌, 소뇌, 뇌간 세 부분으로 구분된다. 이중 대뇌는

똑똑한 아이 따로 있는 게 아닙니다

뇌 전체의 80%를 차지하는 큰 구조물이다. 대뇌는 온몸이 받아들이는 자극을 인식, 해석하고 이에 대해 적절히 반응할 수 있도록 온몸의 장기에 명령을 내린다. 뿐만 아니라 고도의 정신 작용이나 감정 조절 등을 맡아서 하는데, 왼쪽 대뇌의 언어중추는 말하고, 쓰고, 이해하고, 읽는 것을 담당한다. 반면 오른쪽 대뇌는 전체적인 공간을 인식하는 역할을 한다.

소뇌는 대뇌의 아래쪽 뒷부분에 있으며, 몸의 균형을 잡거나 작은 운동을 조절한다. 그리고 뇌간은 눈동자의 움직임이나 심장 박동, 호흡 등 생명 유지와 직접적인 관련이 있는 반사중추로 이루어져 있다.

머리를 좋게 하는 것은 대뇌다

머리가 좋다는 것은 기억력, 판단력, 창의력, 사고력 등이 우수하다는 것을 뜻한다. 이런 기능을 담당하는 것은 다름 아닌 대뇌다. 지금부터는 두뇌 계발에 가장 큰 역할을 하는 대뇌에 대해 자세하게 알아보자. 비교적 까다로운 용어들이 등장하는 부분이므로 쉽게 이해할 수 있도록 표로 만들었다.

전두엽 Frontal Lobe	대뇌의 가장 앞쪽에 위치하며 판단, 감정, 운동 능력을 조절한다.
두정엽 Parietal Lobe	전두엽 뒤쪽에 위치하며 감각, 지각 기능을 조절한다.
후두엽 Occipital Lobe	대뇌의 뒷부분에 있으며, 시각과 관련된 일을 한다.
측두엽 Temprorl Lobe	대뇌의 좌측과 우측에 있으며 말하기, 듣기, 감정 변화를 담당한다.

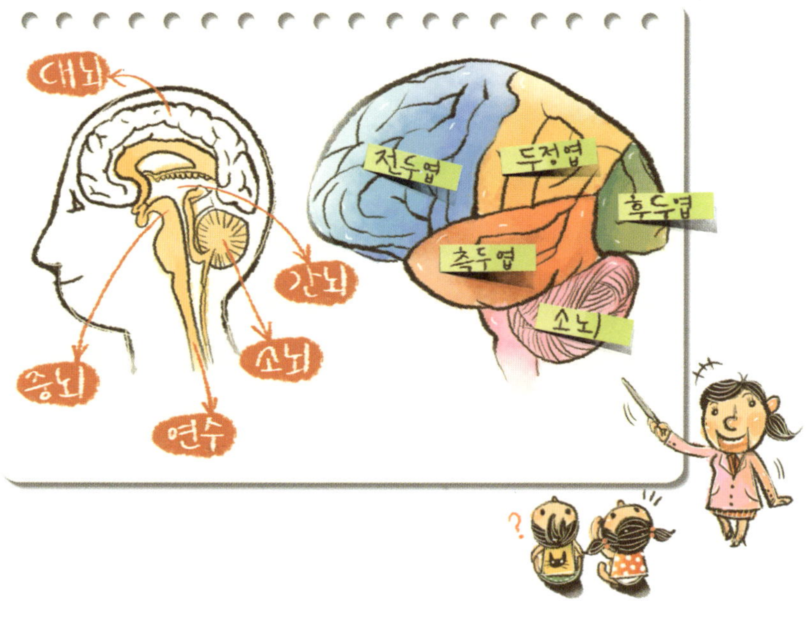

위에서 소개한 것처럼 다양한 일을 하고 있는 대뇌는 다시 대뇌피질 cerebral cortex과 대뇌수질cerebral medulla로 나뉜다. 대뇌피질은 신경 세포가 밀집되어 있는 곳이며 대뇌수질은 신경 섬유로 이루어졌다. 전체 대뇌피질에는 약 1천억 개의 뉴런이 존재하며 그 기능에 따라 감각령, 운동령, 연합령으로 구분할 수 있다.

감각령은 보고, 듣고, 맛보고, 냄새 맡는 역할을 한다. 만약 두 눈이 정상이라고 하더라도 대뇌의 시각령이 손상되면 '눈 뜬 장님'이 될 수 있다. 연합령은 감각령에서 받은 정보를 판단, 선별하여 운동령에 명령을 보내며 기억, 사고, 추리 등 복잡한 정신 활동을 주관한다.

　운동령에는 팔다리의 운동을 조절하는 중추들이 모여 있다. 오른쪽 대뇌 반구의 운동령은 왼쪽 운동을 조절하고, 반대로 왼쪽 대뇌 반구의 운동령은 오른쪽 운동을 조절한다. 따라서 오른쪽 뇌가 다치면 왼쪽 몸이 마비되거나 비정상적으로 변한다.

　이것은 두뇌가 하는 수천수만 가지의 활동에 비하면 걸음마도 떼지 못한 기초적인 설명에 불과하다. 하지만 독자들로서는 이 정도만으로도 머리가 지끈지끈 아파서 '이렇게 까다로운 두뇌의 구조를 왜 이해해야 하는 거지?' 라고 생각할 수 있다. 그러나 단순히 성적이 좋은 아이를 만드는 것이 아니라 머리 좋은 아이, 총명한 아이, 똑똑한 아이를 만드는 것이 목표라면 사람의 뇌가 어떻게 이루어져 있는가에 대한 지식을 알아둘 필요가 있다.

두뇌 건강을 좌우하는 뇌파의 초능력

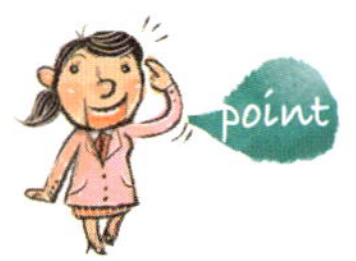

알파파, 베타파, 세타파, 델타파
뇌파가 하는 일은 각각 다릅니다.
주의 산만과 학업 부진이라구요?
세타파가 너무 강해서 그런 겁니다!

뇌파만 알아도 병명이 보인다

두뇌에 관한 이야기를 할 때 빠뜨릴 수 없는 것이 바로 뇌파다. 뇌파란 약 1천억 개의 신경 세포와 100조 개의 신경망으로 구성되어 있는 두뇌의 활동 리듬을 일컫는 말이다. 시시각각으로 변하는 두뇌의 상태를 가장 정확하게 측정하는 수단이다.

두뇌가 정상적으로 기능하기 위해서는 신경 세포가 계속적으로 전기 활동을 해야 한다. 이런 신경의 전기 활동을 바로 뇌파라고 하는데, 뇌파를 측정하는 뇌파도(EEG, electroencephalogram)는 두피에 전극을 붙여서 대

똑똑한 아이 따로 있는 게 아닙니다

뇌피질 사이의 전압 차를 측정하는 것이다.

뇌파 검사는 고통 없이 병이 발생한 부위나 병의 성질 등을 정확하게 알 수 있다는 점에서 뇌를 진단하는 데 필수다. 이외에 뇌의 기능을 알아볼 수 있는 검사로는 MRI, PET, SPECT 등이 있다. 뇌파 기록기 1초간을 기준으로 하여 그 범위 안에 있는 뇌파 파형의 갯수에 따라 다음의 네 가지로 구분한다.

4가지 뇌파가 하는 일

첫째, 알파파다. 머리의 가장 뒤쪽에서 기록되며 주파수는 1초당 8~13회이다. 명상파라고도 하며, 편안한 상태에서 주로 나타난다. 알파파 상태는 근육이 이완되고, 마음이 편안하면서도 의식이 집중된 상태를 말하며, 건강하고 스트레스 없는 사람에게 많이 나타난다.

둘째, 베타파다. 베타파는 머리의 앞쪽에서 기록되며 주파수는 1초당 14회 이상이다. 긴장하거나 흥분한 상태 등 활동할 때에 주로 나타나며, 운동력 향상에 도움을 준다. 이 상태가 지속되면 두뇌는 혼돈에 이르고 초조해진다. 학습 효과도 떨어질 수밖에 없다. 따라서 두뇌의 활동을 활발하게 하기 위해서는 저뇌파 상태가 유지되는 것이 좋다.

셋째, 세타파는 주로 머리의 윗부분과 옆부위에서 나타나며 주파수는 1초당 4~7회이다. 일반적으로 수면 상태에서 발생된다. 보통 세타파 상태에서 꿈을 꾸는데, 이때의 수면 상태를 렘수면이라고 한다. 렘수면 때는 약간의 정신 활동은 하지만 육체는 완전히 이완된다. 이 상태에서는

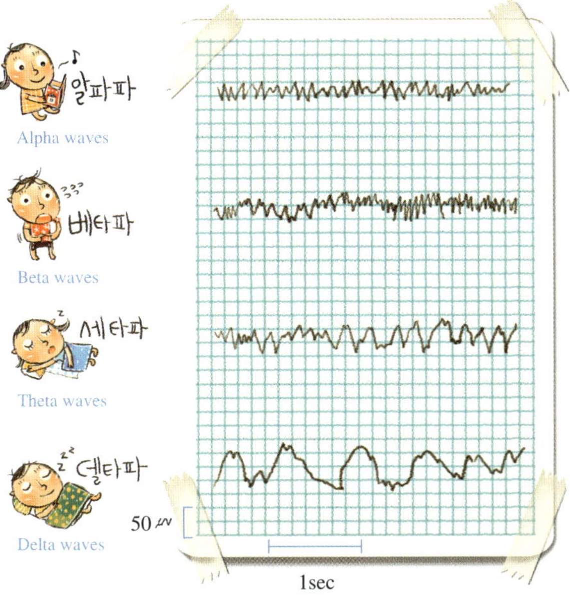

예기치 않은 이미지가 나타나고, 그 이미지가 기억으로 이어지기도 한다. 이것은 곧 창조적 아이디어로 연결되기도 하고, 초능력이라는 비현실적이고 미스터리한 환상 상태로 비춰지기도 한다. 때로 문제 해결의 아이디어를 제공하기도 한다.

그런데 만약 잠을 자지 않은 상태에서 세타파가 발생되면 뇌가 수면 상태가 된다. 이는 뇌 기능 저하 상태를 뜻한다. 수업 중에 두 눈은 뜨고 있지만 세타파 상태라면 두뇌가 자고 있는 것과 같기 때문에 강의 내용을 전혀 받아들일 수 없다. 학업 성적이 떨어지고, 주의가 산만한 학생들은 대부분 세타파가 강하다. 세타파가 너무 강하면 정신을 차릴 수 없기 때문에 외부의 자극으로 깨어나게 해야 한다. 행동도 자극적으로 변하기 쉽다. 이러한 증상을 '주의력결핍 과잉행동장애ADHD'라고 한다. 자폐나 정신 지체, 언어 장애와 같은 발달 장애의 원인도 결국 세타파다.

넷째, 델타파다. 깊이 잠들었을 때 뇌는 델타파 상태가 된다. 만일 수면 상태가 아닌 상태에서 델타파가 나온다면 그 뇌는 활동이 매우 저하된 상태라 할 수 있다. 일반적으로 식물인간 상태나 뇌가 크게 손상되었을 때 델타파가 나타난다. 단, 예외 경우가 있다. 생후 6개월까지는 델타파가 주된 뇌파가 된다. 이 시기는 대부분의 시간을 잠으로 보내게 되고, 뇌신경 네트워크가 미숙한 상태이므로 델타파가 지배한다. 바로 이때가 학습 능력이 매우 뛰어난 상태라는 것을 기억하자.

두뇌를 업그레이드하는 방법

집중력을 강화하고, 학습 효과를 높이기 위한 훈련법 중에 뉴로 피드백Neuro Feedback이 있다. 뉴로 피드백이란 전문적인 도구를 통해 두뇌 속에 존재하는 생각을 측정한 뒤 문제점을 파악하고, 뇌파를 가장 이상적인 상태로 조절하는 훈련법이다. 흐트러져 있는 두뇌의 기능을 가장 이상적인 방향으로 이끌어가기 위한 전문 치료법이다. 쉽게 말해 생각을 바꿈으로써 뇌파를 조정하고, 결국 뇌파가 달라져 생각을 바꾸는 원리다. 건강한 몸을 만들기 위해 운동을 하듯이 눈에 보이지 않는 뇌를 운동시켜 건강하게 만들어주는 프로그램이라고 할 수 있다.

아이들의 잘못된 습관, 스트레스, 산만한 아이와 주의력 결핍, 과잉 행동 장애 등 뇌파로 인한 다양한 장애들을 치료하는 데 쓰인다. 스트레스가 심한 성인에게도 사용되고 있다. 약물 사용 없이 훈련을 통해 최적의 두뇌를 만들 수 있다는 점에서 높이 평가받고 있다.

보통 학습 클리닉이나 소아청소년 클리닉, 신경 정신과 등 전문 기관에서 이용하고 있다. 또한 이 치료법에 대한 관심이 높아지면서 집에서 쓸 수 있는 개인 기구들이 등장했는데, 효과에 대해서는 저마다 다른 의견을 보이고 있다. 무작정 구입하기보다 전문 기관을 통해 충분한 상담을 받는 것이 우선이다.

머리가 좋아지는
음식을 찾아라

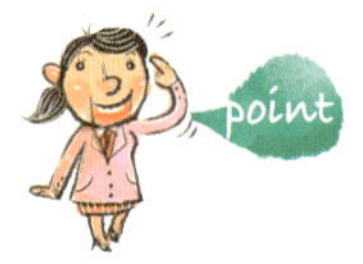

DHA가 두뇌에 좋은 건 다 아시죠?
등 푸른 생선, 견과류, 들기름이 함께 놓인
최고의 밥상을 준비하세요.

DHA가 중요하다

몸에 좋은 음식과 나쁜 음식이 있는 것처럼 두뇌에 좋은 음식도 따로 있다. 몸을 건강하게 하는 음식이라면 두뇌에 좋은 작용을 하는 것이 당연하지만 특히 두뇌 계발에 도움을 주는 성분을 알아두면 좋을 것이다.

모유를 먹은 아이가 분유를 먹은 아이에 비해 지능지수가 8점 이상 높다는 연구 결과는 음식과 영양이 두뇌 발달에 얼마나 중요한지를 단적으로 보여주는 예다. 지금부터 음식에 들어 있는 영양 성분이 두뇌에 미치는 영향에 대해서 알아보자.

두뇌도 다른 기관처럼 단백질과 지방, 비타민과 무기질이 모두 필요하다. 그중 중요한 몇 가지를 꼽는다면 뇌 세포막의 구성 성분인 DHA와 신경 전달물질의 하나인 아세틸콜린을 합성하는 콜린과 레시틴, 학습과 성장에 꼭 필요한 아연과 칼슘을 들 수 있다. 그렇다면 이런 영양소가 풍부하게 들어 있는 식품에는 어떤 것이 있을까?

아이들에게 꼭 필요한 것은 등 푸른 생선이다. 고등어, 꽁치, 삼치, 방어, 참치 같은 등 푸른 생선에 다량으로 함유된 DHA는 뇌 세포막의 구성 성분으로, 뇌세포 활성에 꼭 필요하다. 또 뇌와 신경 조직의 형성에는 지방이 다량 필요하다. 그러므로 어린아이에게 질 좋은 지방이 충분히 공급되지 못하면 뇌 발육은 그만큼 뒤처지게 된다. 그중 DHA는 필수 지방산으로 체내에서는 합성이 되지 않아 음식을 통해서만 섭취가 가능하다.

또 DHA와 비슷한 작용을 하는 필수 지방산 중에 EPA라는 것이 있는데, 이것도 중요하다. EPA는 클로렐라나 정어리에 풍부하게 들어 있다. 특히 뱀장어, 고등어, 꽁치, 삼치, 정어리, 참치에는 DHA와 EPA 두 가지가 모두 풍부하므로 일석이조 식품이다.

그러나 아무리 두뇌 발달에 필요하다고 해도 바다 오염을 생각하면 생선이나 조개류를 자주 먹이는 것이 마음이 편치 않을 것이다. 허용된 기준치를 초과하지 않았다고는 하지만 나라, 기관마다 달라서 어느 나라에서는 위험 수치인 것이 어느 나라에서는 허용치 안에 있는 경우도 많다.

그렇다고 영양적인 측면을 아예 무시할 수도 없다. 아이에게 질 좋은 DHA를 공급하는 동시에 중금속의 위험으로부터 보호하려면 어떻게 해야 할까? 우선, 생선을 일요일에 2회 정도 섭취하게 하되 한 종류만 먹게 하지 말자. 종류를 바꿔 먹으면 한 가지 중금속에 반복적으로 노출되는 것을 막을 수 있다. 또 회보다는 통조림, 통조림보다는 익힌 생선이 중금속이 적다는 것을 기억하자.

생선만 있는 것이 아니다

DHA는 생선뿐만 아니라 견과류와 들기름에도 많이 들어 있다. 잣, 호두, 해바라기 씨와 같은 견과류에는 불포화 지방산뿐만 아니라 질 좋은 단백질과 각종 비타민, 미네랄이 풍부하게 들어 있어 두뇌 발달은 물론 건강에도 좋다. 하지만 다양한 종류의 견과류를 일일이 챙겨 먹이기란 쉽지 않은 일이다. 그렇다면 견과류를 쉽게 먹일 수 있는 방법은 뭘까?

여러 가지 견과류를 한꺼번에 구입한 뒤 곱게 빻아서 꿀에 섞은 후 하루 2~3번, 식후에 먹이면 좋다. 아이들도 거부 반응 없이 쉽게 먹을 것이다. 또 검은 참깨를 같이 빻아 견과류와 섞거나 검은 참깨만 꿀과 함께 빚어서 알약처럼 만들어 먹는 것도 좋다. 흑임자라 불리는 검은 참깨는 『동의보감』에도 '뇌수를 풍부하게 하고 머리가 좋게 한다'는 기록이 있을 만큼, 뇌 발달에 필요한 불포화 지방산과 좋은 단백질이 풍부하다. 하지만 불포화 지방산은 공기 중에 노출되면 쉽게 산화되므로 한꺼번에 많은 양을 만들어두지 말자.

당근, 시금치와 같은 녹황색 채소에도 DHA로 변하는 불포화 지방산이 풍부하다. 아이들은 보통 독특한 향이나 맛 때문에 당근과 시금치를 잘 먹지 않으려고 하는데, 당근은 찌면 당도가 높아지고 부드러워져 간식으로 먹이기에 손색이 없다. 시금치는 잘게 다져서 아이들이 좋아하는 달걀말이에 넣거나 생 것으로 샐러드에 넣으면 먹기에 괜찮을 것이다.

콩과 두부, 치즈도 빼놓을 수 없다. 여기에 많이 포함된 레시틴은 아세틸콜린의 합성에 관여하는데 이것은 기억력을 좋게 한다. 콩은 된장이나 청국장 같은 발효 식품으로 먹으면 더 좋다. 또 달걀노른자, 브로콜리, 양배추, 파프리카에 많은 콜린 역시 뇌세포를 보호하고, 아세틸콜린 합성에 관여한다. 이런 식품들은 미네랄과 비타민도 풍부하므로 음식을 만들 때 넣는 것이 좋다.

'학습 미네랄'이라는 별명을 가지고 있을 만큼 두뇌 활동에 중요한 역할을 하는 아연은 소고기를 비롯한 육류와 간, 굴, 게, 새우 등의 동물성 식품에 포함되어 있다. 곡류는 육류에 비해 상대적으로 아연 함량이 적으나 도정하지 않은 곡류와 콩에도 비교적 많이 포함되어 있으므로 현미나 5분도 쌀을 넣은 잡곡밥을 먹도록 하자.

칼슘은 뇌 세포막을 안정시키는 역할을 하기 때문에 부족할 경우, 신경 세포가 불필요하게 흥분하여 불안이나 초조함을 느끼게 된다. 따라서 칼슘 섭취에 신경을 쓰자. 살찌는 게 염려되는 아이라면 저지방 우유를 섭취하는 것도 방법이다.

똑똑한 아이 따로 있는 게 아닙니다

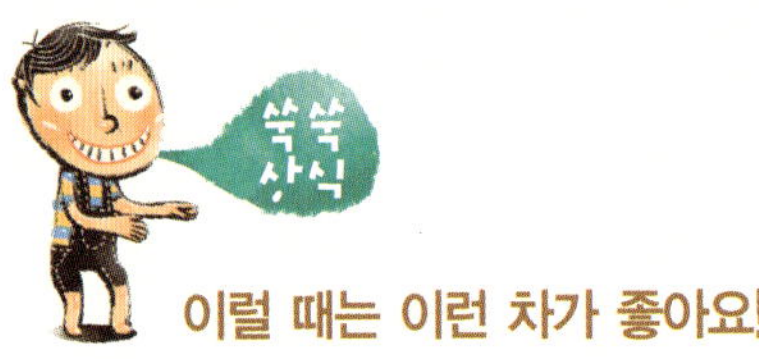

이럴 때는 이런 차가 좋아요!

기억력을 높이는 인삼차

인삼차는 기억력을 증진시켜 준다. 오랫 동안 꾸준히 마실 경우 집중력이 좋아진다. 또 정신적, 육체적인 활력을 높여주고, 피로 회복을 돕는다.

두뇌를 안정시키는 대추차와 호두차

대추차는 대추에 감초를 약간 섞어 달여서 하루에 3번, 식사하기 30분 전에 마시는 것이 좋다. 당분이 주성분인 대추는 근력을 높여줄 뿐 아니라 철분도 다량 함유하고 있어 빈혈 예방에 좋다. 호두차는 마음이 불안할 때 마시면 좋다.

정신이 맑아지는 박하차와 오미자차

마시면 입 안이 개운해지는 박하차나 오미자차가 정신을 맑게 하는 데 좋다. 오미자차는 오미자를 차가운 물에 10시간 정도 담가 충분히 우러나도록 하거나 끓는 물에 오미자를 달여서 만든다. 흥분과 억제 작용을 조절해서 주의력을 상승시키고, 인내력을 높여주며, 지적 활동을 활발하게 해준다.

눈이 좋아지는 결명자차, 구기자차, 국화차

결명자차는 이름 그대로 시력을 증진시키는 효능이 있어 가성 근시에 좋다. 구기자는 예로부터 자양 강장의 대표 약으로 알려졌다. 머리가 맑아지고 명석해지며 시력이 좋아지는 효과가 있다. 말린 국화꽃을 끓인 물에 넣어서 마시는 국화차도 좋다. 눈이나 머리에 올라온 열을 식혀준다.

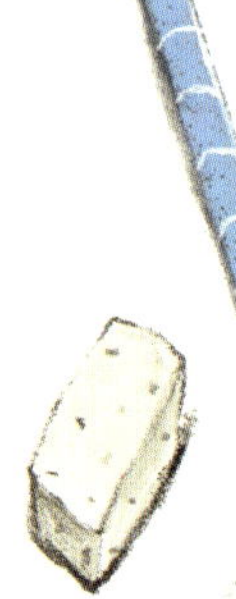

두뇌를 망치는 달콤한 음식을 피하는 방법

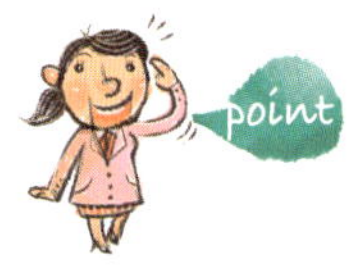

음식의 맛과 뇌가 관계가 있다는 걸 아세요?
단 음식이 가장 피해를 주는 곳은 바로 두뇌!
단 음식의 유혹에서 아이를 지키세요.

음식이 지닌 힘

맛있는 음식을 먹는 것처럼 신나는 일도 없다. 슬플 때, 화가 날 때, 스트레스가 쌓이거나 하다못해 피곤할 때조차도 맛있는 음식은 든든한 위로가 된다. 그러므로 음식을 단순히 허기를 채워주거나 건강한 몸을 만드는 것만으로 치부하는 것은 옳지 않다.

한의학에서는 음식과 약재의 맛이 내부 장기와 영향을 주고받는다고 보고 있다. 신맛은 간에 영향을 주고, 쓴맛은 심장, 단맛은 비장, 매운맛은 폐, 짠맛은 신장과 영향을 주고받는다. 뇌의 감정과 사고 기능을 오장육부에 나누어 배속시키는 것도 음식의 힘이라고 본다. 간은 화내는 감정, 심장은 즐거움, 비장은 사고력, 폐는 우울함, 신장은 무서움과 관련 있다.

간의 기운이 막히면 조그만 일에도 화를 내고, 비장의 기운이 떨어지면 사고력이 저하된다. 병을 치료할 때 약재와 음식의 맛을 중요시하는 것도 이 때문이다. 열이 많으면 쓴맛이 강한 약으로 다스리고, 기력이 떨어질 때는 신맛이 나는 약을 쓴다. 얼핏 보면 매우 비과학적으로 느껴질 수도 있지만, 그 효과를 보면 몸이 맛의 기운에 빠르게 반응한다는 것을 알 수 있다.

사람들은 매운 음식을 먹으면 스트레스가 풀린다고 한다. 눈물, 콧물, 땀까지 뻘뻘 흘려가며 매운 음식을 먹다 보면 어느새 머리가 개운해지는 것을 느낄 수 있다. 이것은 매운맛이 발산 작용을 하기 때문이다. 몸속에 응어리져 있는 것을 밖으로 풀어내는 역할을 하는 셈이다. 반대로 신맛이 나는 음식을 먹으면 몸이 움츠러들면서 입에 침이 고인다. 기운을 안으로 모아주기 때문이다.

피해야 할 음식들

어떤 맛을 지닌 음식인가에 따라 아이들의 두뇌에도 각기 다른 영향을 미친다. 그런데 요즘 아이들이 먹는 음식은 상당히 자극적이다. 게다가 한 가지 맛에 길들여져 있다. 그 대표적인 예가 단맛이다.

단당류는 빠른 속도로 흡수되어 혈당을 급속하게 올려놓는데, 혈당이 불안해지면 가장 피해를 보는 장기가 바로 뇌다. 저혈당 상태가 되면 뇌는 쉽게 흥분하고 피곤해지며, 초조함을 느낀다. 평소에 단것을 자주 섭취해서 혈당이 빠른 속도로 오르내리는 것을 반복하는 경우, 집중력이 떨어지고 과민해지며 참을성이 부족한 성격이 된다. 더 큰 문제는 한 번 단맛에 길들여진 아이는 다른 음식과 가까워지기 어렵다는 것이다.

단맛 못지않게 문제가 되고 있는 것은 각종 가공 식품에 들어 있는 식품 첨가물이다. 식품 첨가물은 가공 식품의 유통 기한을 늘리고, 색이나 맛을 좋게 하기 위해 들어가는 화학 물질이다. 방부제, 감미료, 발색제, 팽창제, 안정제 등 그 종류도 매우 다양하다.

3백여 종이 넘는 식품 첨가물은 먹었을 때 완전히 배설되지 않고, 신경계와 염색체에 이상을 일으키며, 서로 섞여 다른 독성을 만들어낸다. 이러한 식품 첨가물이 아이들을 난폭하고 공격적으로 만드는 것은 연구를 통해서 밝혀진 바 있다. 과잉 행동 장애 아이들이 증가하는 현상에는 이것도 한몫하고 있다.

입맛 바로잡기

결국 아이의 입맛은 엄마가 잡아줄 수밖에 없다. 그러기 위해서는 엄마가 음식이나 영양소에 대해서 충분한 지식을 가져야 한다. 아이들에게 막연히 몸에 나쁘니 먹지 말라고 강요만 한다면 말을 들을 리 없다. 정확한 지식과 근거가 있어야 확신을 가질 수 있고, 확신이 있어야 말에도 설득력이 있다. 지나치게 예민하고 유별난 엄마가 되라는 것이 아니다. 하지만 엄마가 알고 노력하는 것과 모르고 방치하는 것의 차이는 엄청남을 알아두자.

어릴 때 형성된 성격은 어른이 되었을 때 행동 방식을 결정하는 밑바탕이 되고, 그것은 결국 아이의 미래가 된다. 물론 아이의 성격과 정서에 음식만이 절대적일 수는 없으며 다른 조건과 변수들이 존재한다. 그런데 생활은 어떤 하나를 선택할 경우, 그에 걸맞은 삶의 방식이 따라가기 마련이다. 처음에는 그저 농약을 사용한 채소를 먹는 것이 불안해서 유기농을 선택했던 엄마들이 자연스레 환경오염에 관심을 갖게 되고, 자연스레 세제와 음식물 낭비를 줄이고, 자연 친화적인 라이프스타일로 바뀌는 것처럼 말이다.

아침식사를 놓치면 안 되는 이유

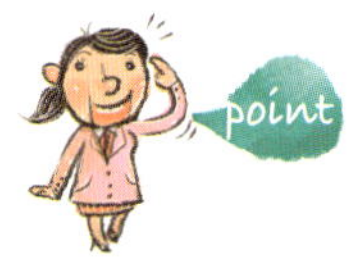

전날 저녁 7시에 밥을 먹고, 다음날 아침까지 굶는다면?
점심 때까지 무려 17시간을 공복 상태로 있게 되지요.
이런 상태에서 두뇌가 기운을 차릴 수 있을까요?

두뇌는 아침을 먹어야 비로소 하루를 시작한다

앞에서 충분히 언급했던 것처럼, 건강한 몸과 두뇌를 만들기 위한 핵심 포인트는 아침밥을 먹는 일이다. 단순하게 생각하면 '아침밥을 먹는 게 뭐가 그렇게 중요하다는 거지?' 라고 여길 수도 있다. 오히려 아침에 밥을 먹어서 속이 더부룩하면 머리가 맑지 않다고 말하는 사람들도 있다. 하지만 정말 그럴까? 아침식사가 얼마나 중요한지, 왜 중요한지 지금부터 이야기를 나눠보자.

사실, 어린아이에게 아침밥을 규칙적으로 챙겨 먹인다는 것이 쉬운

똑똑한 아이 따로 있는 게 아닙니다

일은 아니다. 그렇다면 이렇게 먹이기 힘든 아침밥을 왜 꼭 먹여야 하는 걸까. 이것은 부모들이 가장 원하는 똑똑한 아이, 건강한 아이로 키우기 위한 필수 조건이기 때문이다. 어쩌면 두뇌 계발 프로그램에 참여하거나 학원에 보내는 것보다 몇 배 더 중요할지 모른다.

이제부터 좀더 구체적인 이유를 들어보자. 두뇌가 활동을 시작하기 위해서는 엄청난 에너지가 필요하다. 두뇌의 무게는 체중의 2~2.5%밖에 안 되는데, 하루에 써야 할 에너지는 무려 400kcal나 된다. 성인의 하루 기초 대사량 중 1/3 정도를 다름 아닌 두뇌가 쓰고 있는 것이다. 쉴 새 없이 뛰고 있는 심장이 하루에 쓰는 에너지가 140kcal인 것을 생각하면 두뇌가 얼마나 많은 에너지를 소비하는지 알 수 있다. 사람의 두뇌는 그만큼 많은 일을 하고 있는 것이다.

두뇌가 특별한 이유

뿐만 아니라 '두뇌' 라는 녀석은 무척 까다롭기까지 하다. 지방이나 단백질은 에너지원으로 쓰지 않고, 포도당만 고집한다. 그렇다고 스스로 저장하지도 않는다. 심장이나 근육 같은 대부분의 다른 기관들도 포도당이 필요한데, 그들은 '글리코겐Glycogen' 이라는 형태로 필요한 포도당을 저장해 놓는다. 필요할 때 언제든 꺼내 쓸 수 있도록 미리 저축하고, 알뜰하게 재활용도 한다. 두뇌를 제외한 곳에서 쓰인 포도당은 젖산으로 분해된 후 간과 신장에서 다시 포도당으로 재생되기도 한다.

하지만 두뇌는 포도당을 완전히 연소해버리기 때문에 재활용 자체가 불가능하다. 남이 쓰려고 저장해둔 포도당을 빌려 쓰는 것도 싫어한다. 그러므로 그때그때 음식으로 공급해 주는 방법밖에 없다.

만약 전날 저녁 7시에 식사를 하고, 다음날 아침까지 굶는다면 점심 때까지 무려 17시간을 공복 상태로 있게 된다. 자기 전에 과일이나 간식을 먹었다 해도 대략 15시간 정도 굶은 셈이다. 아침에 일어나 활동을 해야 하는데 두뇌에 포도당이 부족하면 몸은 허우적댈 수밖에 없다. 더구나 두뇌는 우리 몸을 실질적으로 지배하는 최고 우두머리다. 그러므로 두뇌의 활동이 불안정해지면 정보를 처리하는 능력은 물론, 모든 생리 활동이 불안해진다. 정서적으로도 신경질적이 되기 쉽다.

식사를 통해 포도당을 공급하면 FGF(fibroblast growth factors, 세포증식인자) 같은 물질이 만들어진다. 이 물질은 두뇌의 해마를 자극해 기억력, 집중력, 사고력을 높이고 공부나 업무의 효율을 높인다. 식사 후 2시간 즈음이 가장 높아진다. 또한 아침을 먹는 아이가 그렇지 않은 아이에 비해 학습 능력이나 문제 해결 능력이 뛰어나다는 것은 이미 실험을 통해서 충분히 입증되었다.

뿐만 아니라 두뇌는 양질의 불포화 지방산과 단백질, 다양한 미네랄과 비타민을 필요로 하는데 아침을 거르면 하루 필요량을 충분히 공급해 줄 수 없다. 아침을 굶는 아이들은 애매한 시간에 간식을 먹게 되어 점심도 대충 때우거나 거르기 일쑤다. '아침 한 끼 거르는 게 뭐가 대수냐?'고 반문했던 사람들도 이제 생각이 달라지지 않았을까?

꼭꼭 씹어 먹어야 해요, 꼭꼭!

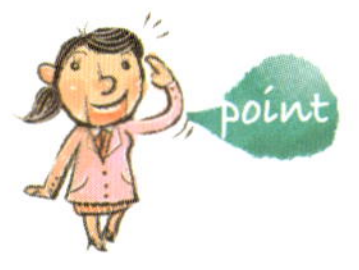

아이가 음식을 잘 씹어 먹고 있나요?
꼭꼭 씹어 먹는 저작근 운동은 뇌를 폭넓게
자극하고, 운동하게 하는 원천이 됩니다.

제3의 심장, 씹는 동작

혈액이 제대로 순환하기 위해서는 심장 혼자만으로는 힘들다. 그래서 여기에 발이 나선다. 발바닥으로 지면을 힘차게 밀어서 펌프 역할을 해 주면 아래로 내려가 있던 정맥혈이 치고 올라오기 수월하다. 그래서 발을 제2의 심장이라고 부른다. 그렇다면 제3의 심장은 무엇일까. 다름 아닌 '씹는 동작'이다. 음식을 자르거나 씹는 저작근은 크기는 작지만 매우 강한 근육에 속한다. 그만큼 해야 할 일도 많고, 일 자체도 힘들다.

다이어트를 시작하는 사람들이 가장 먼저 하는 일은 음식물을 오래

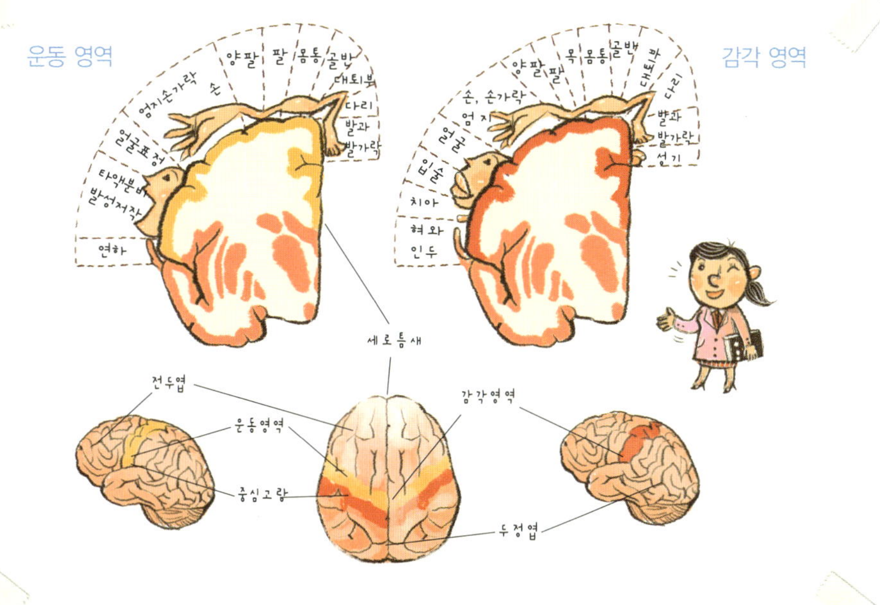

씹는 일이다. 음식을 여러 번 씹으면서 천천히 먹다 보면 포만감을 쉽게 느끼기 때문에 적게 먹게 된다. 그런데 '오래 씹기'는 두뇌 계발에도 좋다. 오래 씹어 먹는 습관을 가진 아이는 매일, 식사 때마다 효과 만점의 두뇌 운동을 하고 있는 것이다.

그렇다면 씹는 동작은 어떤 의미가 있을까. 씹기에 관한 연구는 오래 전부터 많은 과학자들의 관심이 되었다. 노인의 치매가 악화되는 시점은 치아가 빠져서 음식을 제대로 씹지 못할 때부터라고 한다. 이렇듯 씹는 동작은 아래 턱과 목, 어깨의 근육을 율동적으로 자극해 두뇌로 가는 혈액의 흐름을 증가시킨다. 또한 미각과 후각을 자극하고, 두뇌 또한 폭넓게 자극한다. 또 많이 씹을수록 혈액 순환도 좋아지고 두뇌로 가는 산소의 양도 많아진다.

팬 필드의 뇌지도와 소인간

1950년대 캐나다의 신경외사 의사였던 팬 필드는 간질병 환자의 두뇌를 수술하는 과정에서 대뇌피질의 각 부위를 전기로 자극하는 실험을 했다. 그리고 신체의 각 부위가 대뇌에 대응하는 부위를 그린 '뇌지도'와 신체를 지배하는 신경 세포의 양과 비율을 몸의 면적으로 나타낸 '소인간' 모형을 발표했다. 양 손과 입이 기형적으로 강조된 이 모형은 신체 부위가 크다고 해서 대뇌피질에 넓게 대응하는 것이 아니라는 것을 보여줬다.

어렸을 때부터 젓가락을 많이 사용하면 두뇌가 발달한다고 한다. 그래서 요즘 아이의 두뇌 발달을 위해 어릴 때부터 손가락 근육을 훈련하는 교구가 인기를 모으고 있다. 또 대근육, 소근육 발달이라는 말은 아기를 가진 엄마들에게는 너무나 익숙한 표현이 되었다. 그런데 잘 씹는 것이 아이의 두뇌 발달에 중요하다는 것은 놓치고 있는 것 같다. 팬 필드의 뇌지도를 보면 입술과 턱, 혀, 씹는 동작, 타액 분비에 해당하는 면적이 다섯 손가락과 손바닥이 차지하는 두뇌의 면적보다 결코 작지 않다는 것을 알 수 있다. 씹는 동작이 강한 두뇌 운동이 된다는 뜻이다. 저작근 운동, 즉 꼭꼭 씹어 먹는 일이 두뇌에 미치는 영향에 대해 깊이 생각해볼 수 있기를 바란다.

몸과 두뇌는 떼려야 뗄 수 없는 사이라구요!

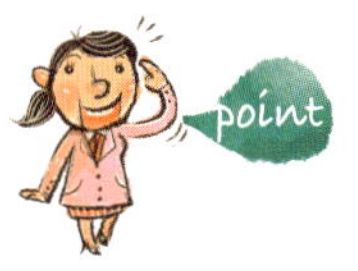

몸의 상태에 따라 집중력, 판단력에 차이가
생깁니다. 즉 건강한 아이일수록
머리도 좋다는 뜻입니다!

건강한 몸에 건강한 두뇌가 깃든다

'등잔 밑이 어둡다' 는 말을 곧잘 쓴다. 해답은 언제나 가장 가까운 곳에
있다는 뜻이다. 평생을 찾아 헤매던 것이 결국은 곁에 있었다는 것을 알
아가는 것이 인생인지도 모른다. 두뇌 이야기를 하다가 갑자기 인생철
학 운운하는 말을 하고 있는 것은, 부모들이 간절히 원하는 두뇌 계발 역
시 가까운 곳에 해답이 있기 때문이다.

결론부터 얘기하면, 두뇌 계발의 기본은 건강한 몸에 있다. 이 말은
똑똑한 아이를 만들고 싶어하는 부모들에게 천 번을 넘게 강조해도 부족

똑똑한 아이 따로 있는 게 아닙니다

함이 없다. 그럼에도 불구하고 정작 부모들은 '아이에게 무엇을 먹일까, 건강한 환경을 만들어주기 위해서는 어떻게 해야 할까' 하는 문제보다 '어떻게 공부를 시킬까' 에 관심을 갖고 있다.

몸의 건강이 두뇌와 직결될 수밖에 없는 이유를 한 가지 예를 통해 보자. 우선, 아침에 일어났을 때 몸이 가뿐하면 머리가 맑을 뿐만 아니라 저절로 기분도 좋아진다. 평소에 어렵게 생각했던 책을 읽거나 공부를 해도 머리에 쏙쏙 들어오고, 집중력도 높다. 하지만 어떤 날은 자고 일어나도 몸이 개운하지 않고, 머리가 무겁다. 그런 날은 하루 종일 멍해 있기 일쑤다. 결국 몸의 컨디션이 좋으면 머리도 청명하고 건강해지며 반대로 컨디션이 떨어지는 날은 머릿속 역시 맑지 않다.

이런 경험은 일상에서 수없이 반복된다. 몸의 상태에 따라 집중력과 판단력은 현저하게 차이가 난다. 한의서 『영추』에는 '오장육부가 건강해야 혈액 순환과 신경 전달이 원활해지고, 감정과 사고 기능이 정상적으로 유지된다' 고 씌어 있다. 두뇌는 오장육부의 기능과 활력이 종합적으로 반영되는 곳이므로, 오장육부가 건강하지 않으면 정상적으로 활동할 수 없다.

이미 두뇌의 네트워크가 완성된 어른도 몸의 건강에 따라 영향을 받는데, 하물며 아직 두뇌가 다 자라지 않은 아이에게 미치는 영향은 말이 필요 없다. 어른은 몸의 상태가 좋지 않으면 두뇌의 네트워크의 효율성이 떨어지는 정도에 그치지만, 아이는 두뇌의 형성 자체에 문제가 생길 수도 있다.

똑똑하고 싶어도 아프면 어쩔 수 없다

몸의 에너지는 필요한 곳으로 더 많이 집중한다. 사람의 몸에서 다리가 차지하는 비율이 크다고 해서 더 많은 에너지가 가는 것이 아니다. 더 중요한 부위가 어딘지, 더 필요한 활동이 무엇인지에 따라 에너지의 쓰임이 달라지는 것이다.

건강하지 못한 아이는 새로운 것에 흥미와 집중력이 떨어진다. 머리가 지끈지끈 아픈데 호기심이 생길 리 없다. 몸이 아프다 보니 짜증이 많아져서 친구들과도 원만한 관계를 유지하기가 어렵다. 상대적으로 새로운 경험을 할 기회도 적어진다. 다채롭고 새로운 경험을 많이 해야 두뇌는 제대로 성장한다. 게다가 허약한 아이는 어떤 문제에 부딪혔을 때 끈기 있게 문제에 매달리지 못한다. 마음이 있어도 쉽게 지치기 때문에 중도에 포기하는 경우가 많다.

그러므로 체력은 정신력과 지구력의 근간이 된다는 것을 기억하자. 학습 능력도 함께 높이려면 무엇보다도 체력이 뒷받침되어야 한다. 튼튼한 체력은 자신감의 바탕이 되고, 긍정적인 자아를 형성하는 데 필수다. 아이가 똑똑하기를 바란다면 첫째도 건강, 둘째도 건강이라는 것을 엄마의 두뇌 속에 입력해 두기 바란다.

많이 걸을수록 두뇌도 자란다?

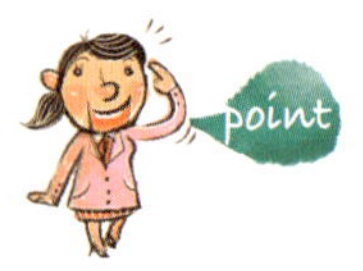

많이 걸으면 두뇌로 가는 혈액량이 늘고,
두뇌 기능도 10% 정도 증가합니다. 충분히 걸으면서
발에 자극까지 주면 집중력도 향상된답니다!

걷기 시작하면서 모든 게 달라졌다

우리가 어릴 때만 해도 서너 정거장 너머에 있는 학교는 늘 걸어다녔다. 친구들과 장난치고 떠들며 즐겁게 그 길을 오갔다. 생각해 보면 그것만으로도 상당한 운동량이 채워지지 않았나 싶다. 그런데 요즘 아이들은 도무지 걸으려 하지 않는다. 집 앞까지 유치원 차가 데리러 오고, 애매한 위치에 있는 학교는 자가용으로 통학하는 경우도 많다. 자연스레 걷는 시간이 부족해지고 있다.

인간의 두뇌가 눈에 띄게 발달하게 된 것은 두 발로 걷게 된 이후라고 한다. 원숭이를 두 발로 걷도록 훈련시킨 한 실험이 있었다. 그 결과 원숭이가 인간과 가까운 모습으로 걸을 수 있게 되자, 원숭이의 뇌에 큰 변화가 나타났다. 대뇌피질의 운동 영역과 시각 영역이 활발해진 것이다. 이 결과는 두 발로 서서 걷는 인간의 행위가 대뇌피질을 발달시킨다는 것을 알려준다.

이제 막 걸음마를 시작한 아이들을 집 밖에 내놓으면 누가 시키지 않아도 뛰어다닌다. 움직이고, 걷고, 뛰는 것은 누가 가르쳐주지 않아도 자연스럽게 몸에 익히는 생리 현상이다. 이렇게 활발하게 활동하는 사이, 아이들의 몸과 마음이 자라고 두뇌가 발달한다.

아이들의 두뇌 계발에 대해 이야기할 때 가장 먼저 언급하는 것은 오감을 통한 다양한 자극과 손놀림이다. 그런데 손을 많이 사용하려다 보니 자연스레 앉아 있게 된다. 활발하게 걷고, 뛰고, 움직여야 하는 아이들을 자꾸 주저앉히고 있는 것이다. 물론, 손을 활용하는 자극과 활동도 필요하다. 하지만 두뇌 계발에 있어서 손의 중요성 못지않게 중요한 것은 발과 다리의 운동이다.

최근 한 연구는 운동하는 시간에 신경 세포가 가장 활발히 움직인다는 것을 밝혀냈다. 몸 구석구석을 적극적으로 움직이면 운동 세포가 증가하는 것뿐 아니라 기억에 관여하는 해마의 세포도 늘어난다. 특히 걷기가 두뇌에 미치는 영향은 매우 크다.

좀더 구체적으로 살펴보자. 두뇌에 좋은 자극을 주는 방법 중 빼놓을 수 없는 것이 바로 골격근이다. 많은 골격근을 가장 다양하게 움직일 수 있는 행동이 바로 걷기다. 걸으면 두뇌로 들어가는 혈액량도 늘어나고, 두뇌 기능도 약 10% 정도 증가한다. 걸으면서 발바닥과 발가락에 전해지는 자극은 두뇌를 깨어나게 하고, 집중력을 증가시킨다.

사람은 앉아 있다가 일어서면 시각중추가 활발해진다. 눈이 밝아지는 느낌이 들고, 앉아 있을 때보다 많은 것을 볼 수 있게 된다. 더구나 오감을 통해 두뇌로 들어오는 자극 중 가장 높은 분포를 차지하는 것이 시각을 통한 자극이다. 뿐만 아니라 서서 움직이게 되면 더 많은 자극에 자연스럽게 노출된다.

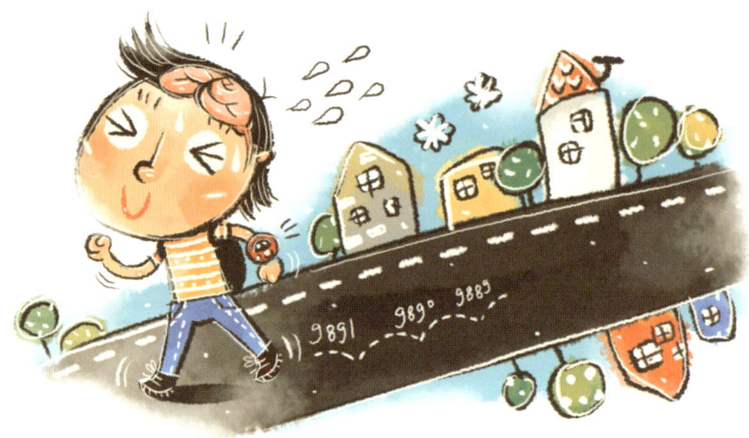

그러므로 어린아이일수록 충분히 걷고, 뛰게 하자. 눈만 뜨면 밖으로 나가 놀고 싶어하는 아이 때문에 엄마는 귀찮겠지만, 그런 아이를 둔 것에 감사해야 한다. 혼자서도 잘 걸을 수 있게 된 아이라면 조금 번거롭더라도 유모차에 태우지 말고, 걷는 훈련을 시키자.

만 2세 이상의 아이들은 하루에 2km를 걸을 수 있는 능력이 있다. 결국 어른들이 아이들을 과소평가하고 있는 것이다. 가까운 거리는 되도록 걷게 하고, 시간이 아깝다는 이유로 자동차를 태워서 데려다주는 일을 줄이는 것이 똑똑한 아이를 만드는 지혜다.

걸을 수 있는 기회를 빼앗는 것은 아이들이 마음껏 자랄 수 있는 기회를 빼앗는 것과 같다. 버스를 타는 곳까지라도 걷다 보면 아이의 몸과 두뇌가 더 빨리 깨어나고, 더 빨리 하루를 시작할 수 있다.

근육의 움직임이 곧 자극이고, 걸으면서 눈에 닿는 모든 것, 공기의 흐름, 햇살의 변화가 오감을 자극하는 훌륭한 도구가 된다. 머리 좋은 아이로 키우고 싶다면, 책상에 앉히기보다 걷고 뛰도록 내버려두자.

우등생은 잠꾸러기다?

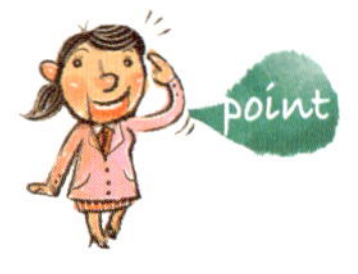

아이들은 잠 안 자고도 버티는 나폴레옹이
아닙니다. 잘 자는 아이의 두뇌가
건강하다는 것, 잊지 마세요!

두뇌는 숙면하는 걸 좋아한다

"한 이틀 정도만 아무 생각 없이 푹 자고 싶어요."

몸과 마음이 지쳐 있을 때, 사람들은 대부분 이렇게 말한다. 살림하랴, 아이 키우랴 두 다리 쭉 펴고 잠자 본 기억이 가물가물하다는 주부, 잠이 그리운 수험생이라면 더욱 그럴 것이다. 특히 최적의 온도와 습도에서 보송보송하게 풀을 먹인 이부자리에 파묻혀 자는 단잠은 생각만 해도 달콤하다. 흔히 잠을 많이 자는 사람을 게으름뱅이로 취급하기도 하는데, 꼭 그렇지는 않다.

"잘 만큼 다 자고, 먹을 만큼 다 먹고, 대체 공부는 언제 할래?"

부모들은 때로 이렇게 야단을 치기도 한다. 하지만 잠은 낮의 활동 이상으로 중요하다. 특히 자라나는 아이들에게 숙면은 큰 의미를 지닌다. 잠을 잘 때는 온몸의 긴장이 풀리고, 모든 기관의 활동이 고요해질 것이라고 생각하지만, 두뇌는 그렇지 않다. 두뇌는 잠자고 있는 시간에도 신경 세포를 정비하고, 각종 호르몬을 분비하며, 낮에 배운 지식을 정리하고 기억하느라 바쁘다.

영유아의 경우 많은 시간을 잠자는 일로 보내는데, 이중 절반이 깊은 수면 상태다. 하지만 나이를 먹어감에 따라 렘수면의 비율이 떨어지고 성인의 경우, 깊은 잠을 자는 사람은 전체의 20%에 불과하다.

요즘 아이들은 흔히 하는 말로 '밤 도깨비' 처럼 보인다. 착한 어린이의 취침 시간인 9시는 고사하고, 자정이 지나도록 깨어 있는 아이가 많다. 해가 없어도 온 집 안이 대낮처럼 밝으니 밤이 되어도 밤이라고 인식하지 못할 정도다. 아이들이 밤에 활동하는 것을 당연한 일로 여기는 것도 무리가 아니다. 하지만 어른과 달리 두뇌와 신체가 계속 자라고 있는 아이들에게 잠이란 성장을 위한 매우 중요한 과정이므로 엄마, 아빠의 배려가 필요하다.

우리 아이 푹 자게 하기

아이를 푹 잘 수 있게 하려면 우선, 집의 환경을 숙면하기 좋은 분위기로 만들어야 한다. 가장 중요한 원칙이면서 기본인 엄마, 아빠가 일찍 자는

똑똑한 아이 따로 있는 게 아닙니다

습관을 갖는 것이다. 아빠가 늦게까지 거실에서 TV를 보고 있으면 아이도 따라한다. 먼저 자려고 해도 TV 소리 때문에 잠들기가 어렵다.

가족 모두가 아무리 늦어도 몇 시가 되면 반드시 잠자리에 들고, 불을 끈다는 규칙을 정해 보자. 아이가 초등학교 고학년이거나 아빠가 늦게 퇴근하는 경우라면 어렵겠지만, 상황에 맞춰 실현 가능한 규칙을 만들어 두는 것이 좋다.

아이가 푹 자려면 적당한 온도와 습도 역시 필수적이다. 방 안 공기가 너무 덥거나 추워도 숙면하지 못한다. 특히 건조하면 수면의 질이 현저히 떨어진다. 요즘은 겨울에도 난방이 잘되어 건조해지기 쉽다. 따라서 어린아이가 있는 집이라면 습도계가 필수다. 한여름에는 60~70%에 육박했던 습도가 가을, 겨울이 되면서 갑자기 10~20%로 떨어지면 몸은 당황한다. 오장육부가 완전히 여물지 않고, 피부와 점막도 예민한 아이들이 온도와 습도에 민감한 것은 당연하다.

어린아이를 둔 부모들이 흔히 저지르는 실수 중의 하나가 아이를 너무 덥게 재우는 것이다. 아이들은 성인보다 기초 체온이 약간 높은 편이다. 성인에게 약간 선선한 정도가 아이에게는 적당한 온도다. 아이가 잘 때 땀을 너무 많이 흘린다고 고민하는 경우가 있는데, 그중 대부분은 방 안 공기가 아이에게 너무 더워서 생긴 일이다.

또 자기 직전에 목욕을 시키는 것은 오히려 잠을 깨울 수 있다. 하루 종일 흘린 땀을 자기 전에 깨끗하게 씻긴 뒤에 재우겠다는 생각으로 목욕을 시키는 경우가 많은데, 목욕을 하고 나면 오히려 정신이 맑아져 쉽게 잠을 이루지 못한다. 하지만 반신욕은 권한다. 온몸 전체를 빠른 시간에 씻어내는 목욕이나 샤워는 교감 신경을 흥분시키는 반면, 하반신만 미지근한 물에 담그는 반신욕은 쉽게 잠이 들게 하고 숙면에도 도움을 준다.

그러므로 아이가 다소 예민하거나 이유 없이 자주 깨는 편이라면 엄마와 함께 잠자기 직전에 반신욕을 해보자. 부모와 함께하는 목욕은 정서 안정에도 도움을 줄 수 있으므로 일석이조다. 반신욕이 번거롭고 시간도 애매하다면 가벼운 족탕도 좋다. 약간 뜨거운 물에 15~20분 정도 발을 담근 후 물기를 닦고, 양말로 온기를 유지하면 하루의 피로가 풀리면서 숙면할 수 있다. 몸이 유난히 차고 얼굴이 창백하며 숙면을 취하지 못하는 아이나 수험생에게 더욱 좋다.

배가 고프거나 지나치게 배가 불러도 숙면할 수 없다. 저녁식사가 너무 일러서 배가 허전하다면 따뜻한 우유나 진하게 끓인 대추차를 마시는 정도가 적당하다. 몸에 열이 많은 아이가 잠을 깊이 못 잘 때는 등심초 달인 물을 수시로 먹이는 것이 도움이 된다. 비염이나 축농증을 앓거나 편도가 큰 아이들은 호흡이 편하지 않아서 깊이 잘 수 없으므로 반드시 치료해야 한다.

또 한 가지 중요한 것은 전날 늦게 잤더라도 아침에 일어나는 시간은 최대한 일정하게 맞추는 일이다. 수면 호르몬으로 불리는 '멜라토닌 melatonin'은 뇌의 송과선에서 분비되는데, 빛에 민감한 편이다. 밤 10시경 분비되기 시작해 새벽 3시에 가장 많이 분비되며, 아침 8시 이후에는 중단된다. 따라서 생체 리듬을 결정하는 것은 잠드는 시간이 아니라 기상 시간이다. 기상 시간을 일정하게 하는 것이 중요하다.

주말이라고 평소보다 2~3시간 이상 늦게 일어나면 오히려 더 피곤한 것도 같은 이유다. 그러므로 아이가 많이 피곤해 하더라도 지나치게 늦잠을 자도록 두는 것은 옳지 않다. 평소보다 1시간을 훌쩍 넘기도록 늦잠을 자게 하지 말자. 대신 잠이 부족하다고 느껴진다면 낮잠을 짧게 자거나 자는 시간을 앞당기도록 한다.

똑똑한 아이를 만드는 5가지 습관

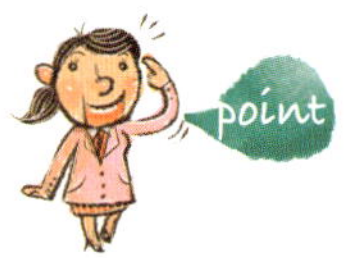

기분 좋은 습관이라는 게 있지요?
그렇다면 사람의 두뇌는 어떤 습관을 좋아할까요?

대나무의 기적

"대나무는 씨앗을 심은 후 4년 동안 땅 위로 죽순 하나 올라오는 것만 빼고 아무런 변화도 보이지 않는다. 하지만 그동안 땅 속에서는 꾸준히 성장이 이루어져 뿌리가 깊고 넓게 퍼져간다. 그리고 비로소 5년째가 되었을 때, 대나무는 25m 높이로 쑥쑥 자라난다."

『성공하는 사람들의 8번째 습관』의 저자 스티븐 코비는 좋은 습관을 갖기 위한 노력이 결코 헛되지 않음을 이야기하면서 대나무의 기적을 예로 들었다. 여기서 대나무의 기적은 아이들이 보여주는 수많은 기적과도 같다. 아직은 미미하고, 모든 것에 서툰 아이지만 물밑에서 수많은 발차기를 하면서 성숙해질 준비를 하고 있다. 바로 그것을 믿어주는 게 부모가 해야 할 일이다.

대나무의 기적이란 단순히 아이들에게만 적용되는 것은 아니다. 부모가 아이를 위해 시도하는 모든 노력과 변화도 마찬가지다. 깊은 사랑과 관심을 쏟아 붓고 있음에도 당장에는 결실이 없고, 저항도 만만치 않다. 하지만 땅 속은 이미 변하고 있다는 것을 믿었으면 좋겠다. 부모의 사랑을 먹고 마시면서 천천히, 성숙한 사람으로 성장하고 있을 것이다.

'좋은 사람을 만들기 위해서 좋은 습관을 갖게 하라' 는 말이 있다. 그러므로 똑똑한 아이를 만들기 위해서는 똑똑한 습관을 가져야 한다. 머리 좋은 아이로 키우기 위한 장기적인 계획은 바로 좋은 습관을 갖는 것이다.

사람은 습관에 의해 행동하는 동물이다. 어떤 습관을 갖는가가 삶의 질을 변화시킨다. 습관은 곧 생활이며 일상이다. 아이들에게 좋은 습관을 길러준다는 것은 엄마가 일일이 간섭하거나 잔소리하지 않아도 바르게 성장한다는 것을 의미한다. 두뇌 계발 프로그램은 하루 한두 시간에 불과하지만 일상에서 좋은 습관을 훈련하면 매일, 매 순간순간, 아이의 두뇌에 좋은 자극을 줄 수 있다.

좋은 습관은 나이가 어릴 때 익히는 것이 좋다. 엄마와 함께 자연스럽게 반복함으로써 저절로 몸에 배도록 하자. 이미 나쁜 습관에 길들여져 있는 아이라고 해도 더 자라기 전에 바꾸도록 노력해 보자. 그 과정을 통해 엄마와 아이 둘 다 성장할 수 있을 것이다.

물론, 변화가 하루아침에 이루어지는 것은 아니다. 하루아침에 바꿔 보겠다고 덤벼드는 것 자체가 욕심이다. 대신, 언제나 긍정적인 생각을 유지하며 '잘할 수 있다', '달라질 수 있다' 같은 자세로 교육하면 아이도 차츰 변할 것임을 믿는다.

아이의 사고력을 키우는 부모의 대화 습관

그런데 사실, 두뇌를 개발하기 위한 좋은 습관을 만드는 데 있어 부모가 걸림돌인 경우가 많다. 지금부터 부모가 할 수 있는 일에 대해 알아보자. 가장 중요한 것은 대화 습관이다. 아이 스스로 자신감을 가지고, 한 번 더 생각할 수 있게 만드는 대화 습관, 대화법이 따로 있다.

"그랬구나! 그래서 그렇게 했구나!"

좋은 대화 습관이란 상대방의 말을 들어주는 것에서 시작된다. 누군가 자신의 말을 충분히 들어주고 있다고 생각되면 아이는 쭈뼛거리지 않고 생각을 당당하게 말할 수 있게 된다. 공부 잘하는 아이의 대다수가 부모로부터 자신감을 얻게 되었다고 한다. 아이가 한 일이나 생각에 대해 격려하는 말이야말로 똑똑한 아이로 키우는 지름길이다. 자신감 있는 아이일수록 학습 능력이 뛰어나다는 것은 설명하지 않아도 알 것 이다. 설령 아이가 잘못한 것이라고 해도 우선은 아이의 생각을 듣고 공감해 주는 것이 좋다. 아이의 말에 충분히 귀 기울여 주고, 아이의 입장에서 대답해 주고, 아이가 스스로 상상력을 키워갈 수 있도록 물꼬를 터주는 일, 그리고 아이의 생각을 인정해 주는 것은 매우 중요하다.

"넌 할 수 있어. 그럼! 할 수 있고말고!"

아이가 어릴 때부터 혼자 할 수 있는 일을 찾아주고, 적극 권하는 것도 똑똑한 아이로 키우기 위해 부모가 갖춰야 할 습관 중의 하나다. 위험한 일이라고 안 된다고 하거나, 어려운 일이므로 부모가 해야 한다고 생각 하는 것은 잘못이다. 옷이 더러워질까 두려워 흙장난을 못하게 하는 것 은 아이의 두뇌가 계발될 수 있는 기회를 부모가 막는 것과 다름없다. 아 이가 스스로 할 수 있도록 지원하며 응원의 말을 하고, 조용히 지켜보는 부모가 되자. 할 수 있다고 말해 주는 것, 이 한마디가 아이의 자신감과 사고력을 키운다.

"왜 그럴까? 엄마랑 같이 생각해 볼까?"

어린아이들은 호기심이 많아서 다양한 질문을 던진다. 수많은 질문에 진지하게 대답하는 습관은 똑똑한 아이를 만드는 중요한 덕목이다. 무 엇보다 "그런 것은 몰라도 돼", "쓸 데 없는 소리하지 말고 공부나 해" 같 은 말로 아이의 호기심을 무 자르듯 잘라버리는 것은 치명적이다. 아이 의 질문에는 되도록 성실하게 대답해 주자. 단, 곧바로 정답을 말해 주기 보다 반사 질문을 통해 아이가 스스로 답을 찾아낼 수 있도록 길을 터주 는 것이 좋다.

아이에게 새로운 것을 접할 수 있는 기회를 만들어주는 일만큼 두뇌 계 발에 도움이 되는 일도 드물다. 사람을 만나는 일, 새로운 친구들을 사귈 수 있는 기회, 외국어를 접할 수 있는 기회 등 지금껏 한번도 경험해 보지 않은 새로운 기회를 만들어주면 호기심도 늘고, 스스로 할 수 있는 습 관을 갖게 된다. 또 사회 적응력도 높아진다.

그런데 여기에서 꼭 필요한 것이 바로 칭찬의 말이다. 아이가 새로운 무언가를 해냈을 때, 그것이 아주 사소한 것이라고 해도 칭찬하는 말을 잊지 말자. 그렇게 되면 아이의 자신감은 점점 커지고, 새로운 것에 대한 욕구도 그만큼 늘어날 것이다.

두뇌를 깨우는
단전호흡의 비밀

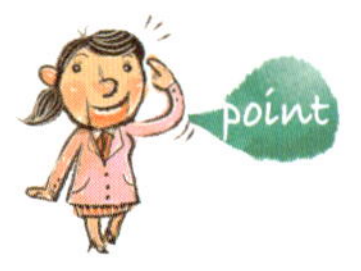

암기한 내용을 배꼽 밑 단전에
저장된다고 생각하게 해주세요.
쉴 때는 눈을 감고 모든 의식을 단전에
집중하도록 지도하는 것이 좋아요.

복식호흡보다 단전호흡!

몸을 움직이는 것만큼 중요한 것이 호흡법이다. 특히 몸과 마음을 수련하는 요가는 호흡을 중요하게 생각한다. 호흡이란 숨을 들이쉬고 내쉬는 것을 의미한다. 몸 안에 충분한 양의 산소를 공급하기 위해서는 가슴만 이용한 호흡보다 횡격막을 많이 쓰는 복식호흡이 좋다. 복식호흡보다 더욱 효과적인 것이 바로 단전호흡이다.

단전은 배꼽 밑 2cm에 위치하며 내장과 척추 사이에 존재하는 공간이다. 배를 이용하여 호흡을 한다는 점에서는 복식호흡과 차이가 없지만,

생각을 단전에 집중한다는 점에서 조금 다르다.

똑같은 숨을 쉰다고 해도 생각 없이 들숨과 날숨을 번갈아가며 주고받는 것보다 단전을 중심으로 호흡이 이루어진다고 생각하면서 의식을 집중하면 아랫배가 따뜻해지는 것을 느낄 수 있다. 기(氣)가 한 곳에 집중되면서 나타나는 현상이다. 이 과정에서 자연스럽게 명상도 가능해지며 뇌파도 알파파로 바뀌어 기억력도 높아진다.

『동의보감』에서는 말하거나 외우거나 책을 읽을 때는 언제나 기해(氣海, 배꼽 밑에 있는 혈) 속에서 소리가 난다고 생각하게 했는데, 이것이 바로 의식을 아랫배에 두는 단전호흡을 말한다. 공부할 때는 암기한 내용이 배꼽 밑 단전에 저장된다고 생각하며, 쉴 때는 눈을 지긋이 감고 의식을 단전에 집중하여 숨이 들고 나는 것을 관찰하는 것이 좋다.

간혹 시험을 보다가 호흡이 빨라지며 머리로 기운이 잔뜩 몰려서 얼굴이 벌게지는 경우가 있다. 이렇게 위로 올라간 기운은 좋은 기운이 아니라 화기(火氣)이므로 몸을 상하게 한다. 그러므로 이런 순간에는 입을 다물고, 코로 숨쉬는 것이 좋다. 배꼽 밑에서 숨을 쉰다고 생각하다 보면 입 안에 자연스럽게 침이 만들어지는데, 이는 옥액(玉液)이라고 한다. 화기를 내려주고, 진액을 보충하는 중요한 물질이다. 여기서 진액이란 몸 안에서 생겨나는 액체를 뜻한다. 이 옥액을 자주 삼키는 것은 의식을 집중하는 데 도움이 된다. 입 안에 고인 침을 자주 뱉는 사람들이 있는데, 보기에도 흉하지만 건강에도 해가 된다는 것을 알아두자.

그렇다면 이제 좀더 구체적으로 단전호흡에 대해 배워보자. 먼저, 허리를 곧추 세우고, 머리와 꼬리뼈가 수직선 상에 놓이도록 한다. 자세가 앞이나 옆으로 기울어져 있으면 기운이 상승하다가 기울어진 곳에 뭉쳐서 가슴이나 옆구리가 답답하거나 자주 결리게 된다. 입은 가볍게 다물고 코로 숨을 쉬도록 한다. 입을 벌리고 호흡하게 되면 침이 마르고, 기가 빠져나간다. 또 항문은 배꼽을 향하여 약간 조여준다. 너무 강하게 하면 복압이 높아져 탈장되는 경우도 있으므로 주의한다.

단전호흡과 함께 두뇌를 계발하는 방법으로 뇌호흡이 있다. 의식을 뇌에 집중하여 호흡하는 것으로, 오래 전부터 의식을 상단전(양 눈썹 사이

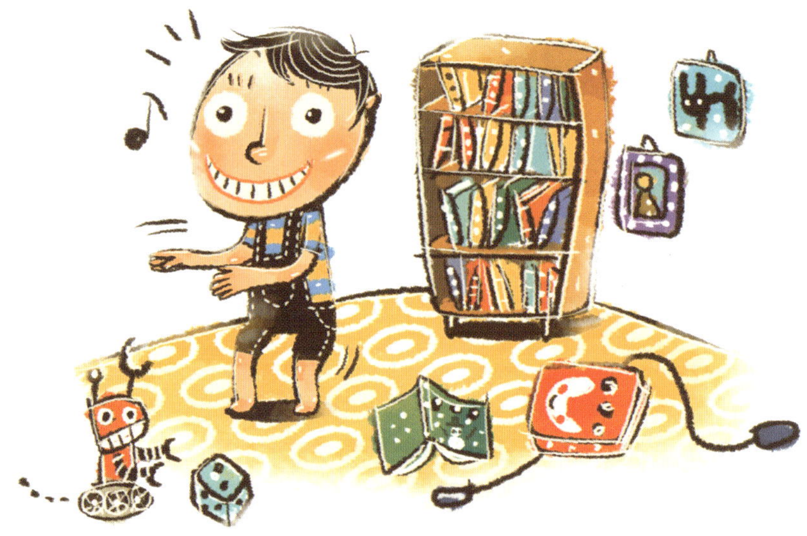

에 위치한 인당혈)에 집중하여 호흡하는 수련법으로 알려져 왔다. 그러나 이것은 고수들만 하는 방법으로, 초보자들이 하기에는 무리가 있다. 아래쪽의 단전이 약한 상태에서 위쪽의 단전만을 계발하는 것은 초의 몸통은 별로 없는데 촛불만 강하게 타오르는 모양과 같다. 또한 위로 상승하는 강한 의식이 오히려 두뇌의 맑은 기운을 손상시켜 '주화입마走火入魔'라는 부작용을 낳을 수 있다. 주화입마는 기공 수련을 할 때 나타나는 부작용이다. 머리 위로 올라가는 화기로 인해 환상이 보이거나 환청이 들리는 증상을 말한다. 기운이 상승하기 쉬운 성장기 아이들에게는 뇌호흡보다 단전호흡이 좋다.

집중력이 부족하고 유난히 산만한 아이에게는 단전호흡이 좋다. 매일 규칙적으로, 짧은 시간이라도 할 수 있는 시간을 만들어주자.

매일 15분, 말 타기 자세로 단전호흡하기

가만히 앉아 있는 것조차 부담스러워 하는 아이에게 도인처럼 앉아서 하라고 하면 거부감이 생길 것이다. 이럴 때는 마치 놀이를 하는 느낌으로 단전호흡을 하도록 해보자. 단순히 자세를 취하기만 해도 하단전으로 기운이 모이고, 단전호흡이 된다. 기마 자세, 즉 아이들이 좋아하는 말 타기 자세가 바로 그것이다. 하루 15분, 체력에 맞게 높이를 조절하여 자세를 취하면 다리도 튼튼해지고, 체력이 향상되며, 두뇌가 맑아지는 것을 느낄 수 있다.

먼저, 발은 어깨넓이 정도로 벌리고 앞을 향하게 둔다. 무릎은 약간 구부리는데 무릎의 앞면이 발꿈치를 넘어서지 않도록 한다. 양팔은 어깨넓이로 벌린 후, 어깨와 수평이 되도록 올린다. 그러고는 손바닥으로 아래에서 올라오는 기운을 눌러준다. 턱은 약간만 숙여 뒷목이 펴지고 척추가 바르도록 한다. 눈은 반쯤 감은 상태에서 시선은 양손사이에 둔다. 숨은 몸이 원하는 대로 자연스럽게 쉰다.

아이들의 4가지 문제 유형과 치료 방법

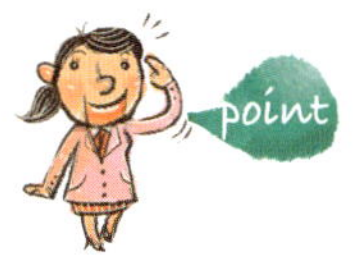

집중력이 떨어지거나 산만한 아이, 말이 늦거나 더듬는 아이,
학습 장애가 있거나 참을성이 부족한 아이, 폭력적인 아이 등등.
내 아이는 어떤 문제를 가지고 있나요?

성장기 아이들, 이럴 수 있어요

'자식 이기는 부모 없다' 는 가르침이 그렇듯, 자식은 결코 부모의 마음처럼 되지 않는다. 화분 속에 심은 식물 하나도 마음처럼 자라지 않는데, 사람인 아이가 호락호락 자라줄 리 없지 않은가. 그러므로 부모가 할 수 있는 일이란 그저, 아이가 자신의 꿈을 마음껏 펼칠 수 있도록 최선을 다해 좋은 환경을 만들어주는 것이다.

자식은 부모에게 기쁨이자 고민을 안겨주는 존재다. 다른 아이에 비해 말이 느린 것은 아닐까, 너무 산만해서 집중을 못하는데 혹시 병은 아닐까, 또래에 비해 잘 자라지 않는데 문제가 있는 것은 아닐까……. 아이가 유치원이나 초등학교에 입학하면 또래들 간의 비교를 통해 걱정은 더욱 깊어진다.

물론, 이런 고민 중 대부분은 일시적인 현상이거나 불필요한 고민인 경우가 많다. 아이는 지극히 정상적인 단계를 거치며 성장하고 있는데 욕심이 너무 커서 고민하는 것이다. 하지만 경우에 따라서는 전문적인 치료가 필요한 경우도 있다. 이쯤에서 성장기 아이들에게 나타나기 쉬운 몇 가지 증세를 알아보고, 그 치료법을 꼼꼼히 짚어보자.

집중력이 떨어지고 산만한 아이

한 가지 놀이에 집중하지 못하고 계속 돌아다니는 아이, 남의 말에 전혀 귀 기울이지 않는 아이, 친구들을 괴롭히기만 하고, 어울리지 못하는 아이……. 이런 아이의 경우 한 번쯤 전문의와 상담을 해보는 것이 좋다. 심한 경우 '주의력결핍 과잉행동장애'로 진단되기도 한다. 유치원이나 초등학교 저학년 아이들에게 나타나는 질병 중 하나로, 충동적이며 한 가지 일에 집중하지 못하고, 많이 움직이는 것이 특징이다. 흔히 행동 장애와 학습 장애가 함께 나타난다.

미국에서는 1.5~4% 정도가 이 증세를 보이며, 여자 아이보다 남자 아이가 4~6배 정도 더 많다고 보고되고 있다. 우리나라의 경우, 초등학생 아이들의 4.5% 정도가 이 증세를 보이고 있는 것으로 나타났다.

2~4세 아이들은 일시적으로 많이 움직이거나 요란한 행동을 보이지

만 유치원에 들어가면 운동성이 조절되고, 주의력이 높아진다. 행동 장애인지 살펴봐야 하는 시점은 유치원이나 학교에 들어간 이후부터다. 입학 후에도 증상이 심한 아이들은 수업 시간에도 가만히 있지 못하고, 심지어 다른 아이를 방해한다.

최근 이런 증상은 청소년기나 성인기까지 지속되는 경우가 있으므로 조기에 발견해 치료하는 것이 중요하다. 치료는 아이의 성향에 따라 각기 다르게 적용되므로 반드시 전문 기관을 찾아가 상담해야 한다. 어릴 때부터 산만한 아이라면 주변 환경을 차분하게 만들어주도록 하며, 특히 매일 접하는 장난감은 1~2가지만 가지고 놀 수 있도록 하는 것이 좋다.

말을 더듬거나 말이 너무 늦은 아이

성장기 아이들 중 약 1%는 말을 더듬는 증세를 보인다. 여자 아이보다 남자 아이가 3배 정도 많은 편인데, 가족력이 원인인 경우가 많고, 자라면서 자연히 없어지기도 한다. 하지만 그중 1/5은 성인이 되어서까지 계속되기도 한다. 주로 자음의 반복으로 시작하는데, 음절이나 단어를 반복한다. 아이가 스스로 말을 더듬는다는 것을 알게 되면 불안해지고, 행동 장애가 나타나기도 한다. 자가 치료가 가능한 경우는 대개 16세 이전이다.

아이가 처음 말을 더듬기 시작할 때는 주위에서 지나친 관심을 보이지 않는 것이 좋다. 이 상태가 상당 기간 지속되면 언어 치료를 받아야 한다. 언어 장애는 훈련에 의해 극복할 수 있는데, 아이와 가장 많은 시간을

똑똑한 아이 따로 있는 게 아닙니다

보내는 것은 엄마이므로 엄마가 항상 바른 말을 정확하게 들려줘야 한다. 엄마가 쉽게 화를 내거나 엄격한 경우, 긴장해서 말을 더듬기도 한다.

정신적인 긴장이나 스트레스가 원인인 경우도 있다. 예를 들어 왼손잡이 아이에게 오른손으로 밥을 먹게 하거나 글씨를 쓰도록 강요해도 말을 더듬을 수 있다. 따라서 평소 아이에게 심리적으로 부담이 되는 것을 무리하게 요구하지 말자. 부모와 주위 사람들의 따뜻한 격려와 사랑이 있으면 고칠 수 있다.

아이가 만 2세가 되어도 의미 있는 말을 하지 못하면 '언어 지연'으로 진단된다. 정신 지체나 자폐증, 뇌성 마비, 청력 저하, 교육 부족, 정서 장애 등이 원인으로 지적된다. 한의학에서는 언어 지연의 원인을 심기心氣 부족으로 보며, 창포환, 육미지황탕에 오미자, 석창포, 원지, 녹용 등을 넣어 치료한다.

학습 장애가 있는 아이

학습 장애는 아이의 나이, 교육, 지능 전반을 고려했을 때 읽기와 쓰기 또는 수학 학습 능력이 기대에 미치지 못하는 경우를 말한다. 1,000명 중 약 75명의 아이가 학습 장애를 겪고 있다. 이 장애의 경우, 소리 내어 읽을 때 단어를 빼고 읽거나 엉뚱하게 왜곡하여 읽는다. 원인은 아직 밝혀지지 않았으나 두뇌 검사에서 측두엽과 두정엽이 비대칭을 보였다고 보고된 적이 있다. 또 수학 학습 장애는 여자 아이에게서 많이 나타나는데, 읽기 장애에 비해 교육의 영향을 더 많이 받는 것으로 보인다.

쓰기 장애는 글을 쓸 때 철자법의 오류뿐 아니라 문법, 구두점을 제대로 사용하지 못하는 것을 말한다. 아이들은 말하는 것을 먼저 배우고, 그 다음에 읽는 것, 쓰는 것은 가장 나중에 배우기 때문에 읽기 장애에 비해 상대적으로 늦게 발견되는 일이 많다.

이런 학습 장애는 특수 교육 치료법이 가장 효과적이며, 무엇보다 치료하는 사람과 아이와의 관계가 중요하다. 아이에게 동반된 정서 또는 행동의 문제도 함께 해결해야 한다.

쉽게 화를 내거나 폭력적인 아이

자극적이고 폭력적인 게임, 만화 등을 자주 접하면 무의식적으로 폭력을 행사할 가능성이 커진다. 또 당분이 많이 들어 있는 사탕이나 과자를 많이 섭취할 경우, 혈당이 불안정하게 되어 집중하지 못하고 쉽게 화를 내는 성격이 된다. 아이들의 과자 섭취를 몇 개월간 줄인 후 관찰해 본 결과, 성격이 개선되었다는 보고도 있다.

뿐만 아니라 감정을 조절해 주는 전두연합 영역에 대한 훈련 부족이 원인이 되기도 한다. 성장기에 인내를 배우는 교육이 부족하면 전두연합 영역의 발달이 미숙하게 된다. 또 하고 싶은 일을 그때그때 충족시켜 주기보다 인내하는 법을 배울 수 있도록 훈련시키는 것도 엄마가 해야 할 일상 속의 교육이다.

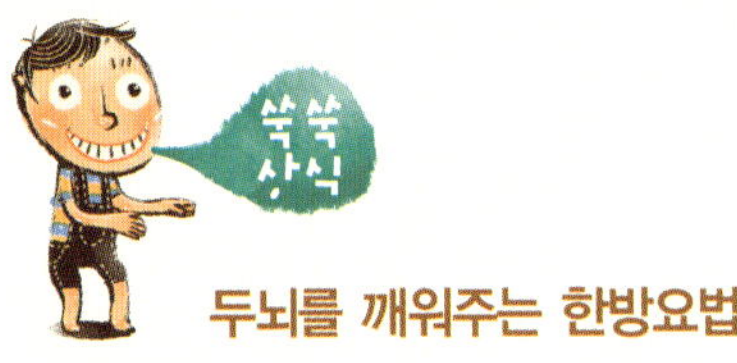

두뇌를 깨워주는 한방요법

한방 자극요법은 침, 뜸, 부항, 지압 등을 이용하여 자극함으로써 기 순환을 좋게 하고, 오장육부의 기능을 조절한다. 아래에 소개하는 자극요법을 상황에 맞게 활용해 보면 머리가 한결 맑아지는 것을 느낄 수 있을 것이다. 여기서 말하는 취혈이란 혈자리를 자극하는 것을 말한다.

1. 머리와 눈을 맑게 하는 침

백회 머리의 꼭대기에 있는 혈자리로, 머리의 가운데 선과 양쪽 귀의 윗부분을 연결한 수평선이 만나는 지점이다. 여러 경맥이 모이는 곳이라 하여 백회라고 부르며, 두통, 건망증에 효과가 있다.

사신총 백회혈 전후좌우 각 1촌(엄지 관절의 손바닥 안쪽과 바깥쪽 길이)에서 혈자리를 찾는다. 머리를 맑게 하며 어지럼증을 없애준다.

풍지 뒷목에 위치하는데, 뒷머리뼈에 튀어나온 부분 아래 움푹 들어간 부위와 귀 뒤에 뾰족하게 나온 부분 사이를 자극한다. 불면증, 뻣뻣한 목, 두통, 눈의 피로 등에 효과가 있다.

태양 눈썹과 눈 바깥쪽의 중심에서 뒤로 1촌 부위의 움푹 들어간 곳을 취혈한다. 눈을 맑게 하고 편두통을 없애준다.

신문혈 손바닥을 폈을 때 손목에 나타난 주름의 새끼 손가락쪽 끝의 움푹 들어간 곳을 취혈한다. 마음의 안정을 도와주며 신경 쇠약, 불면증, 건망증에 좋다.

2. 피로를 날려주는 뜸

족삼리 정강이뼈 앞쪽을 더듬어 올라가다 보면 무릎 아래에 뼈가 툭 튀어나와 있는 부분이 있는데, 여기서 약간 바깥쪽으로 이동하면 오목한 부분을 찾을 수 있다. 예로부터 무병장수를 위해 매일 이 자리에 뜸을 떠서 허약한 기운을 보충하곤 했다. 하루 5장 정도 뜨는 것이 좋다.

3. 스트레스를 해소하는 부항

견정혈 양쪽 어깨의 가장 높은 부위로, 목을 앞으로 숙이면 뒷부분에 돌출하는 뼈가 7번째 경추의 극돌기인데, 이곳과 어깨 바깥쪽에 솟아오른 부분과의 가운데 지점을 말한다. 스트레스를 받거나 피로하면 쉽게 굳어지는 부위로 이곳에 부항을 하면 굳어진 근육이 부드럽게 되면서 피곤이 풀린다.

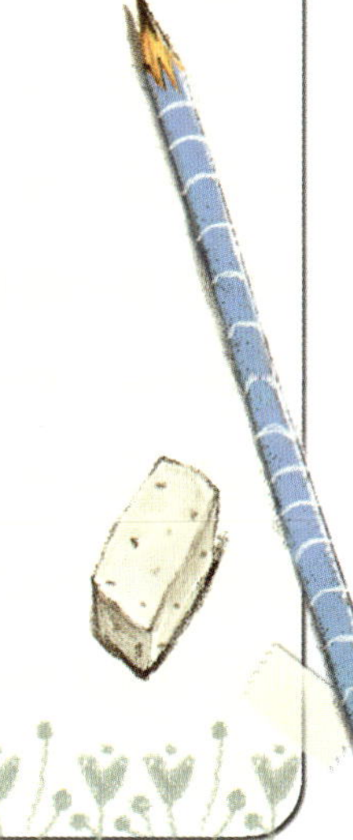

한의학으로 본 똑똑한 아이란?

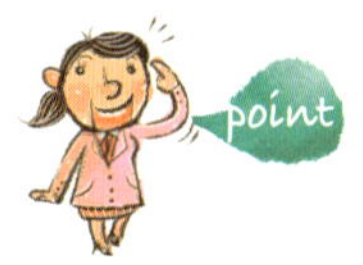

뇌수가 풍부할 것, 심장이 튼튼할 것, 오관이 제대로 작용할 것,
머리는 차고 발은 따뜻한 상태를 유지할 것.
한의학에서는 이 4가지를 통해 두뇌가 성장한다고 봅니다.

배탈이 나서 설사를 할 때는 죽으로 속을 다스리고, 감기의 종류에 따라 진단과 처방을 달리 하는 것처럼 두뇌를 계발할 수 있는 정확한 방법이 있었으면 좋겠다. 세월이 흐르고 의학이 발달해 두뇌 계발을 위한 처방전이 생겨나면 모르겠지만, 아직까지는 머리가 얼마만큼 좋아진다고 장담할 수 있는 방법을 찾지 못했다. 그만큼 어려운 것이 바로 두뇌 계발이다. 머리를 좋게 만드는 다양한 방법들을 아이에게 적용시키는 것, 오직 그것만이 부모들이 할 수 있는 최고의 노력이다.

아이의 두뇌를 발달시키는 방법들이 수없이 많은 것처럼, 각 방법에 대해서도 다양한 견해가 존재한다. 한의학에서는 다음의 4가지를 통해 아이의 두뇌가 성장한다고 보고 있다.

뇌수腦髓가 풍부해야 한다

뇌수는 두뇌를 구성하는 기본 물질이다. 『영추』에서는 '두뇌는 사람의 정수精髓가 모이는 곳'이라고 설명하고 있다. 『본초강목』은 '사람의 기억은 모두 두뇌에 있다'고 말한다. 이렇게 중요한 두뇌에 뇌수가 풍부하지 않으면 정상적으로 일을 할 수가 없다.

한의학 질병 중에 오지증이라는 것이 있다. 이것이 바로 뇌수 부족에 의한 발육 부진과 두뇌 발달 부진에 해당하는 증상으로 육미지황원六味地黃元을 써서 치료한다. 생활 속에서 흔히 먹을 수 있는 음식에는 참깨와 호두가 있다.

심장이 튼튼해야 한다

아이가 똑똑하고 머리가 좋아지는 것이 심장과 무슨 관련이 있냐고 반문하는 사람들도 있겠지만, 한의학에서는 우리가 알고 있는 것과 조금 다르게 보고 있다. 심장은 혈액을 펌프질해서 전신에 골고루 보내주는 기본 역할 외에 두뇌의 기능이라고 여기는 정신, 의식, 사유의 기능을 담당한다고 여긴다. '심心은 신神을 간직하고 있다', '심은 신명神明을 주관한다'고 표현한다.

심장이 편안하다는 것은 두 가지를 의미한다. 하나는 정서적으로 안정되고 머리가 맑으며 두뇌 회전이 빠른 것을 뜻한다. 그러기 위해서는 심기와 심혈心血이 충분해야 한다. 또 하나는 혈액 순환이 잘 이루어져 두뇌로 혈액이 충분히 공급되는 것을 의미한다. 이를 위해서는 심장의 혈맥이 원활해야 한다. 만약 이러한 심장의 기능이 비정상적으로 되면 정신 기능이 떨어지고, 마음이 약해지며, 반응이 느리고, 잠도 제대로 이루지 못하게 된다.

오관五官의 작용이 좋아야 한다

오관은 눈, 귀, 코, 입, 혀 다섯 개의 감각 기관을 말하는데, 몸과 바깥세상을 연결하는 중요한 통로다. 특히 아이들은 보고, 듣고, 맛보고, 냄새 맡는 행위를 통해 끊임없이 두뇌에 자극을 준다. ‘총명聰明하다’ 는 말은 한자로 눈과 귀가 밝다는 것을 의미하는데, 잘 살피고 유심히 듣는 아이가 머리가 좋고, 생각도 깊다는 뜻이다. 오관의 중요성은 두뇌와 가깝고 두뇌와 통해 있다는 면에서 현대 의학의 견해와도 일치한다.

머리는 서늘하고 발은 따뜻해야 한다

공부를 오랜 시간 많이 하거나 신경을 과도하게 쓰면 머리에서 열이 나는 느낌이 들곤 한다. 머리가 무겁고, 맑지 않으며, 눈도 피곤하고, 목이 뻣뻣해서 저절로 뒷목에 손이 간다. 게다가 입이 바짝바짝 말라서 자꾸 물을 먹게 된다. 그럴 때, 밖으로 나가 찬 공기를 쐬면 머리가 시원해지면서 가볍고 맑아진다.

그러므로 두뇌가 정상적으로 성장하기 위해서는 머리를 항상 시원하고 맑은 상태로 유지해야 한다. 열은 기본적으로 위로 뜨는 성질이 있다. 몸의 음과 양의 균형이 깨지거나 정신이 불안해지면 열은 머리 쪽으로 몰리게 된다. 또 과도하게 머리를 써서 혈액이 머리로 몰려도 열이 발생한다. 이러한 열은 목 윗부분의 진액을 말리고, 두뇌의 성장을 방해한다.

아이가 자주 두통을 호소하거나 눈의 피로를 느끼면서 충혈이 되고, 걸핏하면 짜증을 내고 불안해 한다면 몸속의 물과 불이 원만하게 순환되지 않는 상태라고 할 수 있다. 만약 몸의 음액이 부족해서 열이 위로 뜨는 상황이라면 진액을 보충해서 아래로 끌어내리고, 불필요한 열이 많은 상황이라면 서늘한 약재로 열을 식혀주는 등 치료가 필요하다.

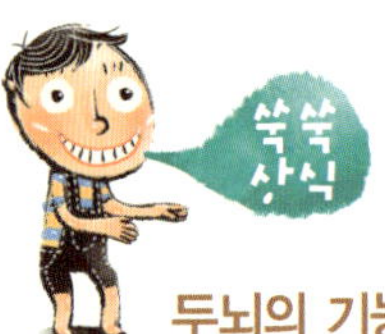

두뇌의 기능을 높여주는 대표 한약 2가지

몸을 보하기 위해서 보약을 지어 먹이듯이, 아이의 두뇌 발달을 돕고 싶다면 한약을 활용해 보는 것도 나쁘지 않다. 물론, 한약을 먹는다고 해서 바로 머리가 좋아지는 것은 아니지만 두뇌 계발에 좋은 환경을 만들어줄 수 있다. 아이의 체질이나 상태에 따라 사용하는 약재가 조금씩 달라지는데, 대표적으로 『동의보감』에 수록되어 있는 '총명탕'과 '주자독서환'을 꼽는다.

총명탕聰明湯은 원지, 석창포, 백복신의 3가지 약재로 구성되어 있다. 상태와 체질에 따라 한약재를 더하거나 빼서 조제하며, 기억력을 증강시키고 긴장을 풀어주는 작용을 한다.

주자독서환朱子讀書丸은 유학자 주자가 책을 외울 때 도움이 되었다고 해서 붙여진 이름이다. 복신, 원지, 인삼, 진피, 석창포, 당귀, 감초 등의 약재로 구성되며, 기억력을 높이는 효과가 있다.

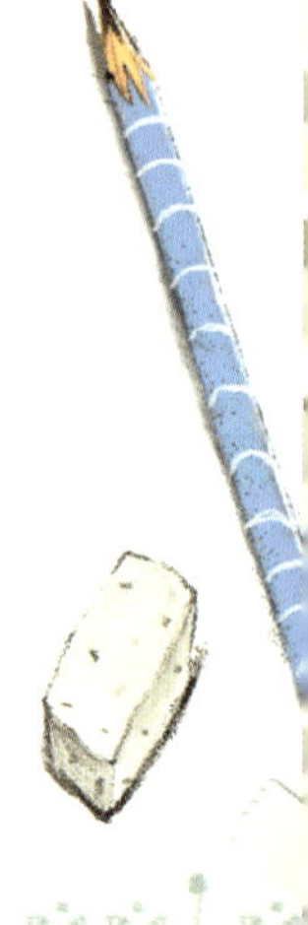

두뇌는 사랑을 먹고 쑥쑥 자란다

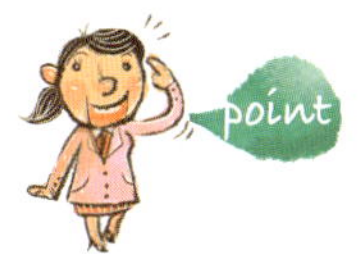

정서적 안정감은 매사에 긍정적인 생각을 하게 하지요.
또 두뇌 활동과 학습에도 영향을 미친답니다.
똑똑하게 키우고 싶다면 아이의 심리부터 살펴주세요!

마음의 안정은 최고의 보약

1940년대, 심리학자 르네 스피치는 환경이나 위생, 음식, 옷, 의료 혜택
이 비슷한 두 집단의 아이들을 대상으로 흥미로운 실험을 했다. 한쪽은
당시 시설이 가장 좋은 고아원이었고, 다른 쪽은 교도소 안에 있는 탁아
소였다. 고아원은 간호사 한 명이 8명의 아이들을 보살폈고, 분유를 먹
이거나 기저귀를 갈아주는 것 외에는 감염 방지용 커버에 둘러싸인 침대
에서 어떠한 접촉이나 자극이 없도록 격리시켰다. 반면 탁아소는 재소
자인 엄마들이 제한된 환경과 면회 시간임에도 불구하고 최선을 다해 아

똑똑한 아이 따로 있는 게 아닙니다

이들을 보살폈다.

　이렇게 다른 환경에서 자란 아이들은 과연 어떻게 되었을까. 교도소 내의 탁아소에서 자란 아이들은 정상적으로 성장한 반면, 무관심한 방식으로 일관한 고아원의 아이들은 두 살이 되기 전에 죽음을 맞는 아이가 많았고, 쉽게 병에 걸렸으며, 지진아가 되는 경우가 많았다. 매우 극단적인 경우이긴 하지만, 이 연구는 어린아이에게 정서적인 안정과 감정적인 교류가 얼마나 중요한지 깨닫게 한다.

　직장에 다니는 맞벌이 엄마들이 가장 우려하는 부분도 바로 이 부분이다. 정서적으로 채워지지 못해서, 혹은 같이 있는 시간이 부족해서 사랑받지 못하고 있다고 느끼는 게 아닐까 걱정한다. 하지만 전문가들은 시간적인 문제는 아이의 정서적 안정감과 직접적인 관계가 없다고 말한다. 중요한 것은 엄마가 얼마나 오래 함께 있어 주는가가 아니라, 아이를 어떤 식으로 대하는가이다.

　아이들이 갖는 안정감이란 자신에 대한 긍정적인 느낌으로 이어지고, 이것은 두뇌 활동과 학습에 큰 영향을 미친다. 부모와 애착이 강한 아이일수록 스트레스를 이기는 힘도 강하다. 또 정서적으로 안정된 아이는 그렇지 못한 아이들에 비해 새로운 것에 대해 흥미를 잘 느낀다. 낯선 것에 대한 아이들의 강한 호기심은 지능 지수와도 밀접한 관계가 있다.

두뇌 발달의 가장 큰 적, 스트레스

아이들이 정서적으로 안정되기 위해서는 무엇보다 가족의 역할이 중요하다. 우선, 엄마의 스트레스를 아이에게 떠넘겨서는 안 된다. 우울증이 있는 엄마에게 태어난 아기들은 머리 둘레가 평균보다 적다는 연구 결과가 있다. 산모의 스트레스가 태아의 두뇌 발육에도 영향을 미친다는 뜻이다.

두뇌 활동의 가장 큰 적으로 꼽을 수 있는 것은 바로 스트레스다. 스트레스 호르몬인 코티졸이 증가하면 기억과 관련된 일을 하는 해마라는 조직이 상처를 받아 기억력이 떨어진다. 한 살짜리 아기도 스트레스를 받으면 해마의 전기 흥분이 원활히 일어나지 않는다고 보고되고 있다. 스트레스는 면역력을 떨어뜨려 질병에 자주 걸리게 한다. 한의학에서도 정서적으로 안정되지 못해서 심혈이 부족하거나 간기에 울체가 생기면 기억력이 떨어지고, 집중력이 부족해진다고 여긴다.

두뇌에는 기억을 담당하는 부위와 감정을 담당하는 부위가 상당히 겹쳐 있다. 따라서 즐거운 기분일 때 학습 효과가 높아진다.

스킨십에는 많은 의미가 있다

아이에게 안정감을 주는 가장 좋은 방법은 충분한 스킨십이다. 관심과 사랑을 표현하는 일이 중요하다. 잦은 피부 접촉은 아이의 감각과 운동 발달에도 좋지만, 무엇보다 마음의 안정을 주는 데 효과적이다. 부모들이 매일 마사지를 해준 아이들은 불안감을 덜 느끼고, 잠도 깊이 자며 집중력이 뛰어나다. 덕분에 면역력이 높아져서 다른 아이에 비해 건강하다. 조산아의 경우, 엄마가 매일 일정 시간 동안 안고 있거나 간호사가 하루 한 시간 정도 마사지를 해주면 회복이 빨라진다고 보고되기도 했다.

또 마사지를 통해 스킨십을 충분히 해주면 새로운 자극에 더 빨리 눈을 뜬다고 한다.

'피부는 얇게 펼쳐진 채 온몸을 덮고 있는 두뇌' 라는 표현이 있다. 총명한 아이로 키우고 싶다면 스킨십에 인색하지 말자. 만일 아이가 유난히 달라붙거나 엄마의 곁을 요구한다면 심리적으로 불안한 상태는 아닌지 살펴보자. 그럴 때는 아이가 귀찮아할 때까지 안고, 쓰다듬어주면서 마음을 나눠야 한다.

충분히 웃게 해주는 것도 아이의 성격 형성과 두뇌 발달에 효과적이다. 부모가 자주 웃고, 웃을 일을 많이 만들수록 아이의 두뇌가 발달한다는 것을 잊지 말자.

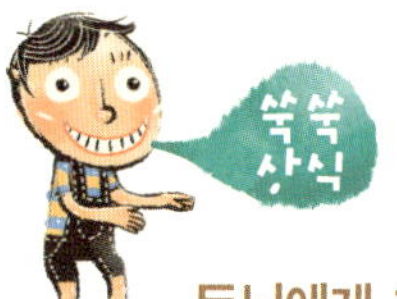

두뇌에게 휴식을 가져다주는 향기

좋은 향기는 사람의 기분을 산뜻하게 만들어준다. 아이 방에 아로마 오일을 뿌려보자.
정서 안정과 감성 발달에 도움이 될 것이다. 후각은 두뇌 발달과 아주 밀접하다.
보통, 향기요법은 두뇌를 각성시키는 것과 지친 두뇌에 휴식을 주는 것으로 구분하여 이
용하는데, 휴식을 주는 향기로는 라벤더가 대표적이며, 각성시키는 향기로는 로즈마리
와 박하가 있다.

1. 집중력 향상을 위한 에센셜 오일 아이가 책을 읽을 때는 로즈마리나 레몬, 페파민트
향이 좋다. 아로마 램프를 이용해도 좋고 물이 담긴 얕은 접시에 오일을 한두 방울 떨어
뜨려 주변에 두어도 좋다. 활기차고 상쾌한 기분을 유지시켜 집중력을 높여주며 두뇌의
피로도 덜어준다.

2. 긴장과 불안감을 해소해 주는 오일 환경이 바뀌어 아이가 불안해할 때는 라벤다 오일
을 코끝에 살짝 발라주자. 1/3 방울을 티슈나 수건에 묻혀 코밑에 대고 잠시 숨을 들이마
시게 해도 좋다. 안정을 찾는 데 도움이 된다.

3. 기분이 좋지 않을 때는 클라리 세이지 목욕 아이가 아침에 일어났을 때 기분이 좋지
않거나 기운이 없어보이면 클라리 세이지 한두 방울을 떨어뜨린 물에 목욕을 시키자. 하
루를 상쾌하게 시작할 수 있을 것이다.

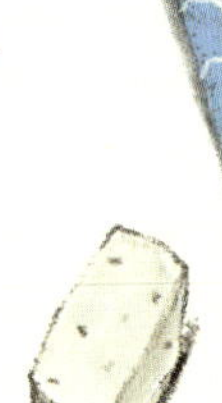

테스트해 보세요!

우리 아이의 오장은 건강할까?

오장 허약도 테스트란 성장에 방해가 될 수 있는 오장의 허약 정도를 알아보는 방법이다. 우리 아이는 과연 건강한 편인지, 특별히 허약한 부분이 있는 것은 아닌지, 몇 가지 간단한 테스트를 통해서 체크해 보자.

간장 테스트

1. 쉽게 피로를 느끼고 다른 아이들에 비해서 잘 지치는 편이다. ☐ 예 ☐ 아니오

2. 눈의 피로를 잘 느끼거나 시력이 좋지 않다. ☐ 예 ☐ 아니오

3. 손톱이나 발톱이 거칠고 잘 부러지는 편이다. ☐ 예 ☐ 아니오

4. 어지럼증을 자주 호소한다. ☐ 예 ☐ 아니오

5. 짜증이 많고, 화를 잘 내는 편이다. ☐ 예 ☐ 아니오

6. 잘 넘어지거나 쉽게 다치는 편이다. ☐ 예 ☐ 아니오

7. 특별한 이유 없이 코피가 잘 난다. ☐ 예 ☐ 아니오

테스트 결과

1개 이하 간장 계통은 비교적 건강한 편이다. 혈액 순환, 근육 및 관절에도 문제가 없다.

2~4개 심각한 문제를 가지고 있는 상태는 아니므로 규칙적인 운동과 충분한 영양 공

급, 정서적인 안정, 목욕 등을 통해서 개선이 가능하다. 진찰 결과에 따라서는 치료가 필요할 수도 있다.

5개 이상　매우 허약한 상태다. 간장 기능의 허약은 혈행 장애, 조혈 기능의 장애, 근육 및 관절 질환, 피로, 스트레스로 인한 정신적 울체를 야기할 수 있다. 약물 치료 및 가벼운 운동을 규칙적으로 하고, 정서적으로 안정을 취하는 것이 매우 필요하다.

심장 테스트

1. 안색이 창백하다.	☐ 예	☐ 아니오
2. 가슴이 늘 두근거린다.	☐ 예	☐ 아니오
3. 깊은 잠을 자지 못하고 자주 깨는 편이다.	☐ 예	☐ 아니오
4. 깜짝깜짝 놀라는 경우가 많다.	☐ 예	☐ 아니오
5. 예민하고 신경질이 많다.	☐ 예	☐ 아니오
6. 식은땀을 많이 흘린다.	☐ 예	☐ 아니오
7. 주의가 산만한 편이다.	☐ 예	☐ 아니오

테스트 결과

1개 이하　비교적 건강한 편이다. 혈액 순환 상태가 양호하고, 정서적으로도 안정되어 있다.

2~4개　다소 약해져 있다. 심각한 문제는 없으므로 평소 정서적으로 안정할 수 있는 환경을 만들어주는 것이 좋고, 지나치게 자극적인 소리나 영상물을 피하도록 한다. 진찰 결과에 따라서는 치료가 필요할 수 있다.

5개 이상　심장이 매우 약해져 있다. 심장 계통의 허약은 혈액 순환 장애, 정서적인 불안정, 잘 놀래는 현상, 피로 등을 야기할 수 있다. 약물 치료 및 정서적 안정을 도울 수 있는 주변 환경의 개선이 반드시 필요하다.

비장 테스트

1. 안색이 노랗고 선명하지 않은 편이다.　　　　　□ 예 □ 아니오
2. 늘 식욕이 없고 잘 먹지 않는 편이다.　　　　　□ 예 □ 아니오
3. 또래에 비해서 마른 편이다.　　　　　　　　　□ 예 □ 아니오
4. 배가 자주 아프다.　　　　　　　　　　　　　□ 예 □ 아니오
5. 설사나 변비가 잦다.　　　　　　　　　　　　□ 예 □ 아니오
6. 자주 토한다.　　　　　　　　　　　　　　　□ 예 □ 아니오
7. 설태가 벗겨져 지도처럼 보인다.　　　　　　　□ 예 □ 아니오

테스트 결과

1개 이하　비교적 건강한 편이다. 음식물을 소화, 흡수하는 능력이 좋은 편이다.

2~4개　심각한 문제를 가지고 있는 상태는 아니므로 평소 자극적인 음식이나 지나치게 찬 음식 등을 피하고 가공 식품이나 인스턴트식품보다는 담백하고 영양이 많은 음식을 먹게 하자.

5개 이상　비장이 매우 허약하다. 영양 섭취가 부족해짐에 따라 2차적으로 면역력 저하, 체력 저하, 피로 및 무기력, 질병에 대한 저항력 저하 등이 야기될 수 있다. 약물 치료 및 음식에 대한 주의가 필요하다.

폐장 테스트

1. 감기에 자주 걸리고, 잘 낫지 않는 편이다.   ☐ 예 ☐ 아니오

2. 평소에도 기침과 가래가 많은 편이다.   ☐ 예 ☐ 아니오

3. 온도 변화에 민감한 편이다.   ☐ 예 ☐ 아니오

4. 알레르기가 많은 편이다.   ☐ 예 ☐ 아니오

5. 얼굴이 흰 편이다.   ☐ 예 ☐ 아니오

6. 땀이 많으며, 땀을 흘리고 나면 피곤해진다.   ☐ 예 ☐ 아니오

7. 비염, 천식, 축농증, 중이염 등으로 고생을 했다.   ☐ 예 ☐ 아니오

테스트 결과

1개 이하   호흡기가 튼튼한 편이며, 저항력도 높다.

2~4개   폐장이 다소 약해져 있다. 현재는 심각한 문제가 없다. 기후 변화에 잘 적응할 수 있도록 충분한 수면과 휴식을 취하고 무리하지 않는 것이 중요하다.

5개 이상   폐장 계통이 매우 약한 상황이다. 폐장 계통이 약해지면 쉽게 감기에 걸리며 한 번 걸리면 잘 낫지 않는다. 약물 치료 및 저항력을 기를 수 있도록 평소 충분한 휴식과 수면에 신경 쓰자.

신장 테스트

1. 눈 주위가 쉽게 붓는 편이다.   ☐ 예 ☐ 아니오

2. 오줌을 가리는 나이에도 밤에 오줌을 싼다.   ☐ 예 ☐ 아니오

3. 허리나 무릎이 이유 없이 아프다는 말을 자주 한다.   ☐ 예 ☐ 아니오

4. 머리카락이 윤기가 없고 힘이 없다.　　　　　　　　　　　　□ 예　□ 아니오

5. 소변을 자주 보지만 양이 많지는 않다.　　　　　　　　　　□ 예　□ 아니오

6. 체구가 왜소한 편이다.　　　　　　　　　　　　　　　　　□ 예　□ 아니오

7. 신우염, 방광염 등 비뇨 생식기의 문제로 치료를 받은 적이 있다.　□ 예　□ 아니오

테스트 결과

1개 이하　신장은 건강한 편이다. 비뇨 생식기 및 골격이 튼튼한 편이다.

2~4개　심각한 문제를 가지고 있는 상태는 아니므로, 평소 영양 섭취를 충분히 하고, 몸을 따뜻하게 하는 것이 좋다.

5개 이상　신장 계통이 매우 약해져 있다. 신장 계통의 허약은 비뇨 생식기의 문제 및 골격 발육 부진 등을 야기할 수 있다. 약물 치료 및 영양 섭취, 평소 적당한 운동을 규칙적으로 하는 것, 몸을 따뜻하게 하는 것이 필요하다.